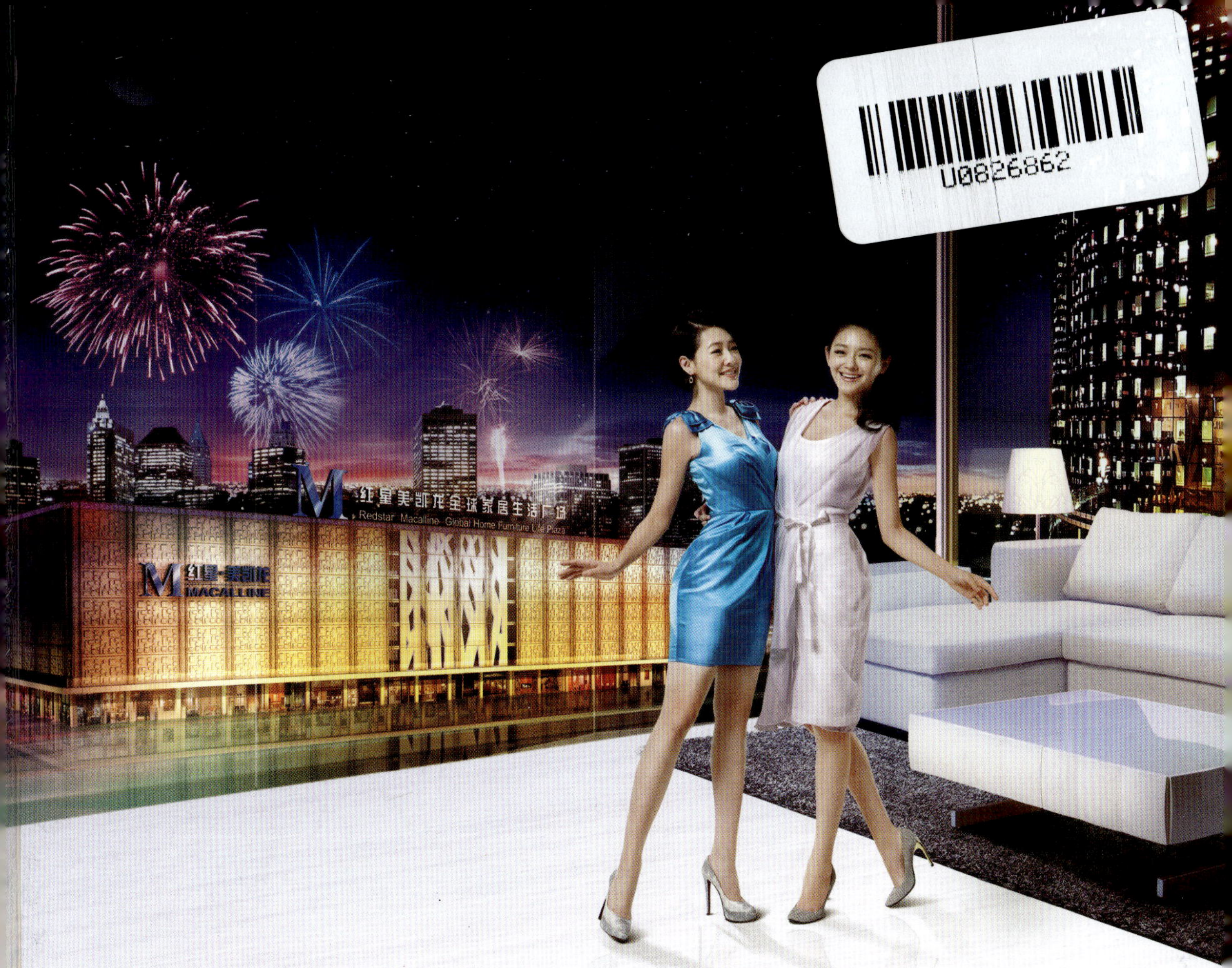

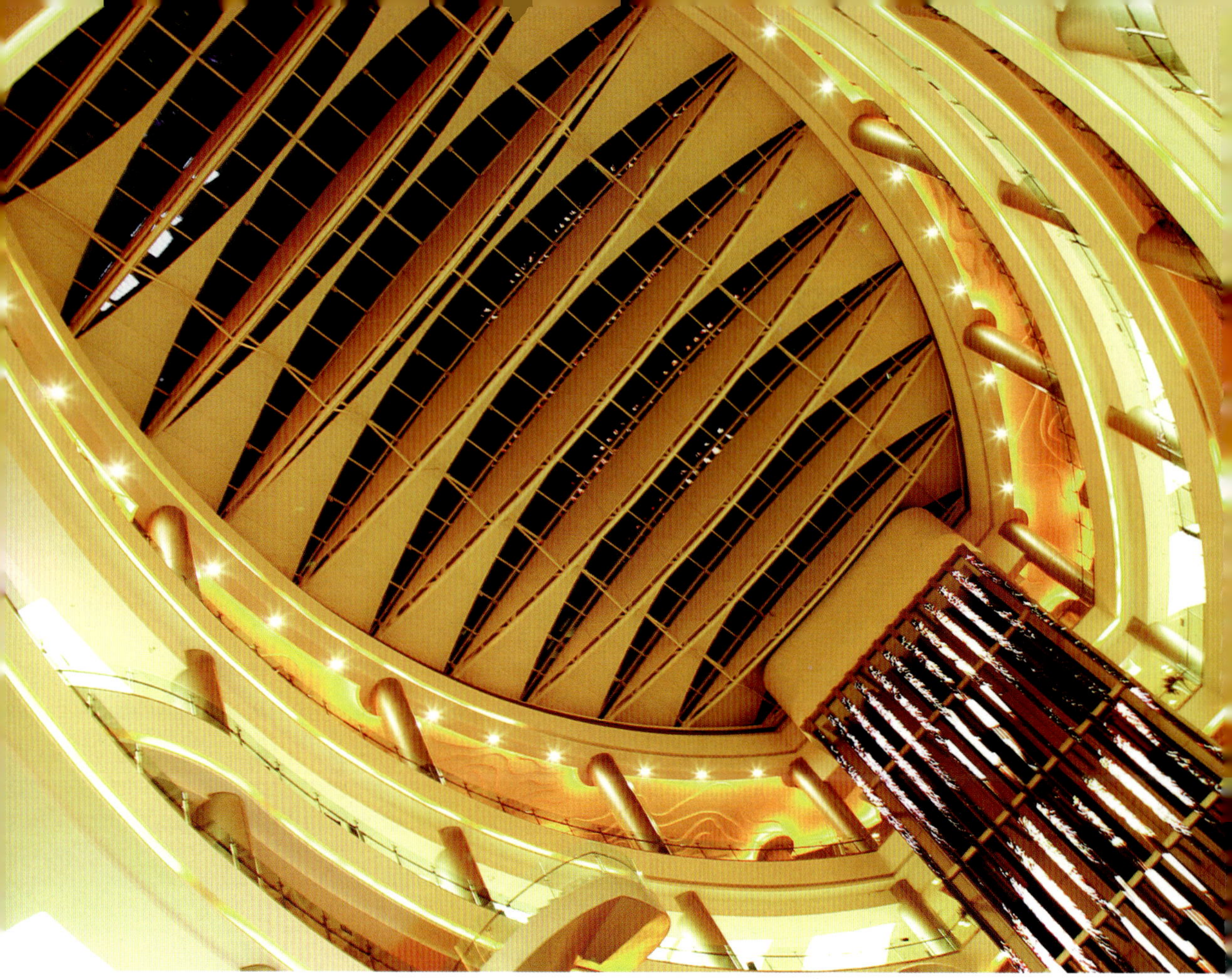

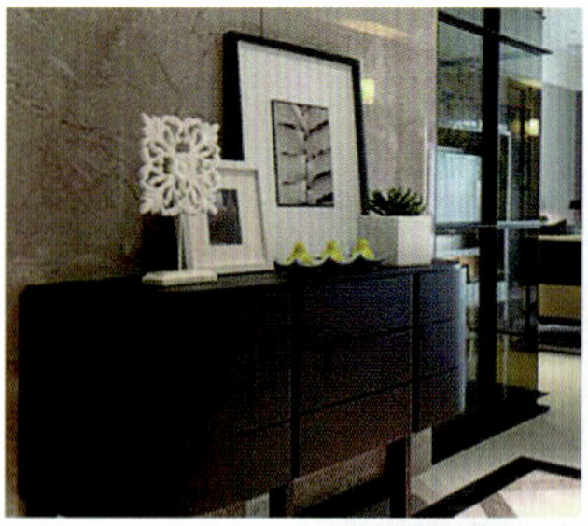

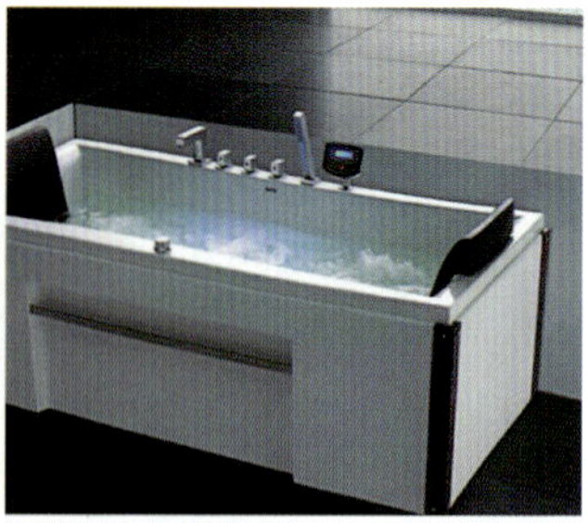

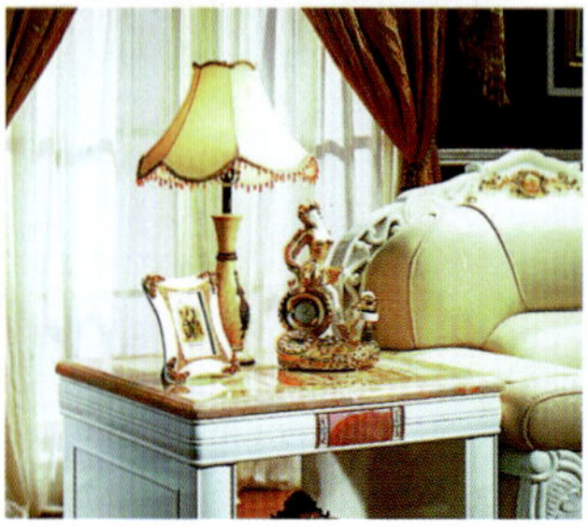

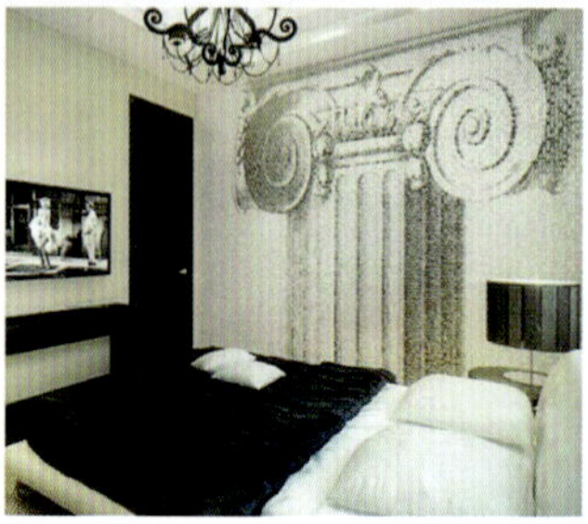

THE EXPERT OF HOME LIFE

家居生活专家

红星美凯龙以“**家居改变生活，创享家居之美**”为口号
在见证改革开放中国家居产业发展史的同时，
也影响了无数中国人家居生活方式的改变，
逐步提升着中国消费者对于家居品味的价值认知，
培育着人们对于幸福生活的追求和享受。

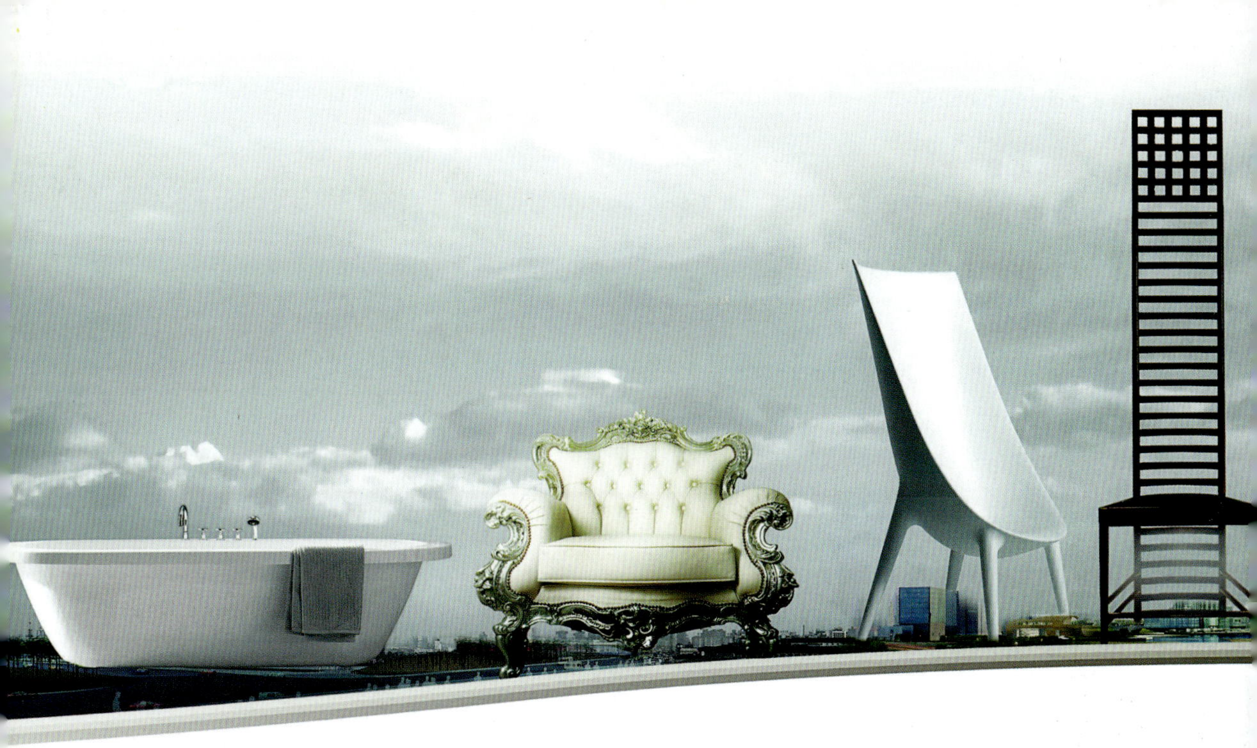

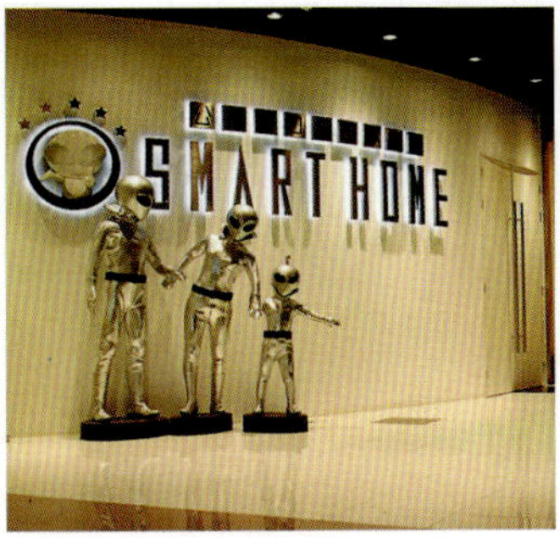

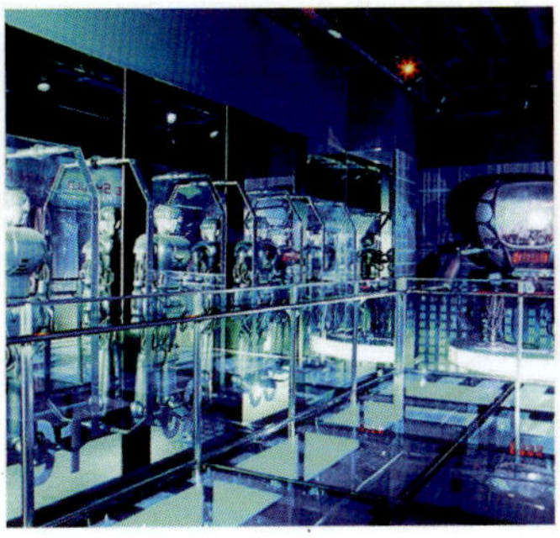

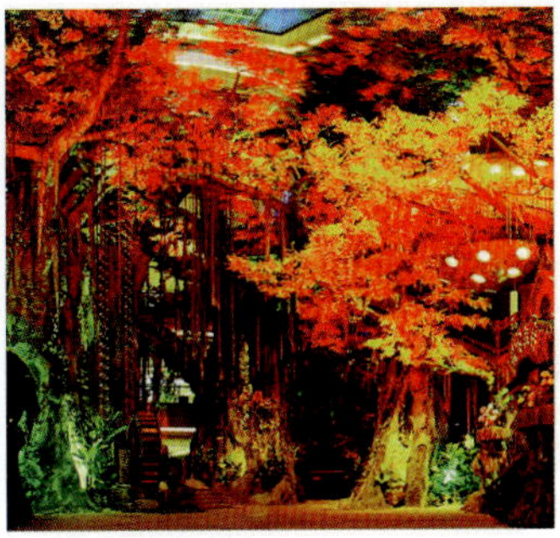

引领家居品味

智慧生活 畅想未来

科技和环保无疑将在未来的家居环境中扮演极为重要的角色：
智能化的设施将会满足我们各种与时俱进的需求；节能、无污染的材料和
器具将会帮助我们更加“绿色”地生活。未来家居不但会成为我们避风遮雨的所在，
还将通过各种手段加强人与人之间的感情维系。

红星美凯龙 未来之家体验馆

红星美凯龙秉承“用心生活、用心爱家”的精神，将生态、艺术、科技与中国文化完美结合，
委托日本ADK公司，耗资近2亿元打造的规模空前的智能化展馆，
由位于上海红星美凯龙全球家具建材1号店5楼的“公元2050体验馆”和6楼“公元2500体验馆”组成，共占地1万平方米，
不仅再现了日本爱知世博会日本政府馆世界首创的技术——360度全球体映像，
将设想中的未来世界模拟出来，让人们有机会去触摸50年后及500年后的未来人类生活，
展现了人类对居住文化史无前例的挑战。

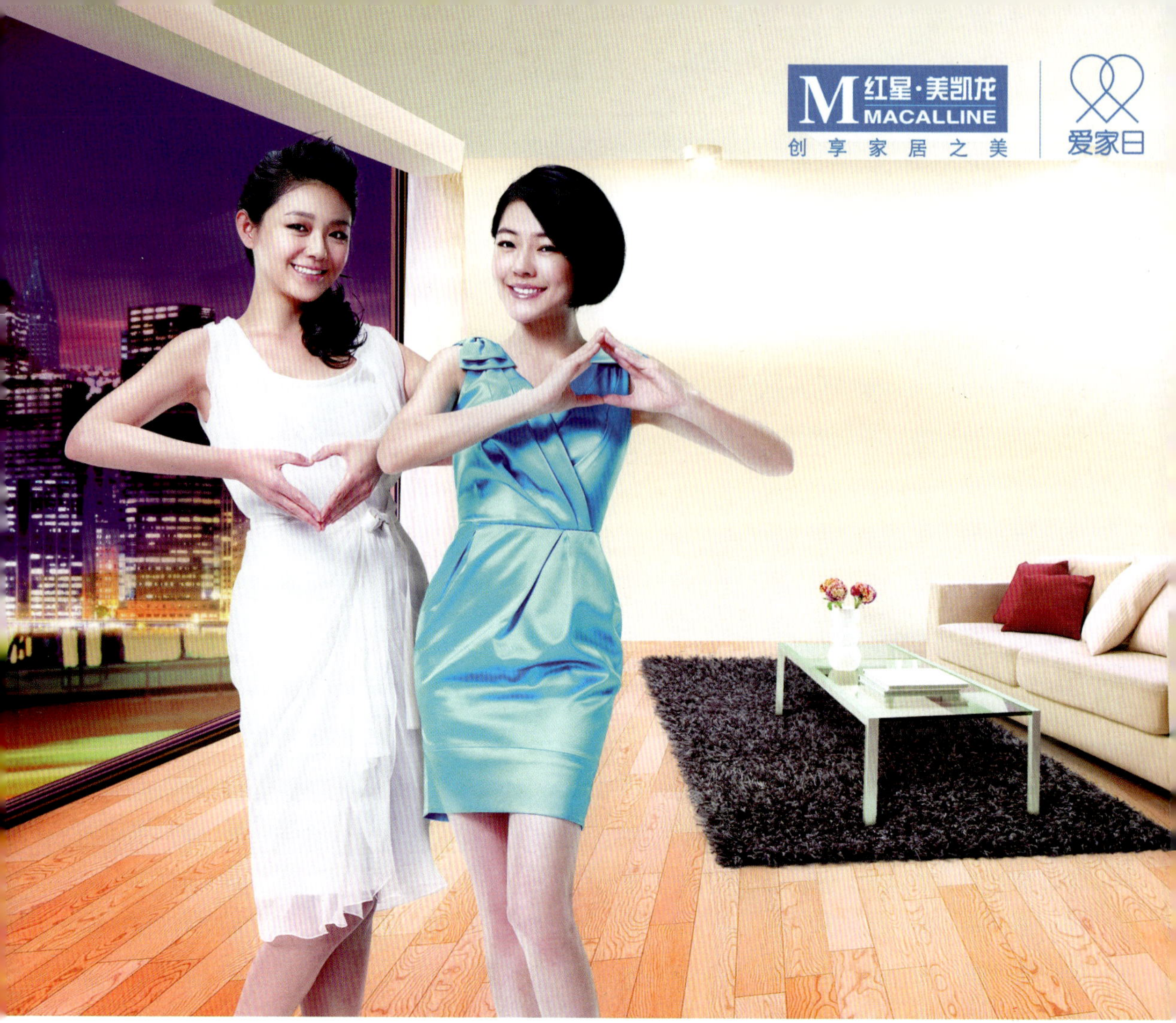

THE CULTURE OF HOME LOVE 爱家文化

红星美凯龙“爱家日”

“爱家日”是2010年红星美凯龙精心打造的与全民共享的节日品牌，定在每年的12月份，旨在传承五千年的中国“家文化”，唤醒亿万中国人的爱家意识，重新审视家庭承载的意义，向广大公众传递“关爱家人、和谐家居”的理念宗旨，呼吁大家意识到事业与家庭的双丰收才是真正的成功。

2011年，红星美凯龙在“爱家日”提出“用爱行动刻不容缓”的公益宣言，以家庭价值观为核心，用行动感召社会公众。通过一系列公益活动，唤醒国人的爱家意识和行动，在社会上引起了强大反响。

红星美凯龙百家商场名录

城市		商场简称	商场全称	商场地址	总机电话
北京		北京西四环商场	北京红星美凯龙国际家具建材广场	北京市丰台区西四环中路 113 号	010－51188888
		北京东四环商场	北京红星美凯龙家居体验购物广场	北京市朝阳区东四环中路 193 号	010－87951555
		北京北四环商场	北京红星美凯龙环球家具建材广场	北京市朝阳区德胜门外北沙滩 1 号	010－64889999
		北京北五环商场	北京红星美凯龙家居生活 MALL	北京市朝阳区来广营西路 59 号	010－84933338
		北京朝阳路商场	红星美凯龙时尚家居设计博览中心	北京市朝阳区朝阳路高井村甲 8 号	010－85759999
天津		天津河西商场	天津红星美凯龙国际家居广场	天津市河西区解放南路与黑牛城道交口	022－88310888
		天津红桥商场	天津红星美凯龙国际家具建材广场	天津市红桥区红旗路与西青道交口	022－26690888
		天津河东商场	上海红星美凯龙品牌管理有限公司天津河东分公司	天津市河东区津滨大道 160 号	022－58355818
河北	石家庄	石家庄和平商场	石家庄红星美凯龙世博家居广场	河北省石家庄市和平东路 289 号	0311－85929822
		石家庄方北商场	红星美凯龙家居生活广场	河北省石家庄市裕华东路 133 号	0311－85659999
	邯郸	邯郸丛台商场	邯郸红星美凯龙国际家居广场有限公司	河北省邯郸市丛台路东段与东柳北街交口	0310－8130072
	香河	河北香河商场	香河红星美凯龙家居行家博览中心	河北省廊坊市香河县绣水街 42 号	0316－7076788
	秦皇岛	秦皇岛海港商场	秦皇岛红星美凯龙全球家居生活广场	河北省秦皇岛市海港区河北大街 358 号	0335－8880009
山西	太原	太原奥特莱斯商场	红星美凯龙家居建材 OUTLET 太原奥特莱斯店	山西省太原市尖草坪区滨河西路北段三给街	0351－3856118
	大同	大同魏都商场	山西大同红星美凯龙全球家居生活广场	山西省大同市魏都大道 452 号	0352－5031444
内蒙古	呼和浩特	呼和浩特商场	呼和浩特红星美凯龙全球家居生活广场	内蒙古呼和浩特市兴安北路 84 号东库东街口	0471－2858888
	包头	包头东河商场	包头红星美凯龙全球家居生活广场	内蒙古包头市东河区巴彦塔拉东大街 12 号	0472－4350000
	赤峰	赤峰新城商场	赤峰红星美凯龙全球家居生活广场	内蒙古赤峰市新城区临璜大街西段	0476－3995665
	鄂尔多斯	鄂尔多斯东胜商场	鄂尔多斯红星美凯龙全球家居生活广场	内蒙古鄂尔多斯市东胜区伊煤路北出口易兴国际建材博览园内	0477－8567877
辽宁	沈阳	沈阳铁西商场	沈阳红星美凯龙世博家居广场	辽宁省沈阳市铁西区北二东路 35 号	024－88641111
		沈阳龙之梦商场	沈阳红星美凯龙龙之梦店	辽宁省沈阳市大东区滂江街 24 号	024－24340111
	鞍山	鞍山商场	鞍山红星美凯龙全球家居生活广场	辽宁省鞍山市达道湾开发区千山西路 666 号	0412－5606000
	抚顺	抚顺商场	抚顺红星美凯龙全球家居生活广场	辽宁省抚顺市新抚区千金路与新扶斜路交叉口	0413－2711022
	大连	大连马栏商场	红星美凯龙大连马栏商场	辽宁省大连市沙河口区马栏南街 52 号	400－770－8118
黑龙江	鹤岗	鹤岗商场	鹤岗红星美凯龙全球家居生活广场	黑龙江省鹤岗市工农区西解放路工农法院西侧	0468－6185666

城市		商场简称	商场全称	商场地址	总机电话
上海		上海真北商场	上海红星美凯龙家具装饰城(一期)	上海市普陀区真北路 1208 号	021 – 52504588
			上海红星美凯龙环球家居设计博览中心(二期)	上海市普陀区真北路 1108 号	021 – 32510888
		上海汶水商场	上海红星美凯龙全球家居生活广场	上海市宝山区汶水路 1555 号	021 – 61496666
		上海浦东商场	上海红星美凯龙全球家居有限公司	上海市浦东新区沪南公路 2178 号	021 – 20257688
江苏	南京	南京中央商场	南京红星国际家居广场	江苏省南京市中央路 224 号	025 – 83111238
		南京卡子门商场	南京红星美凯龙全球家居生活广场	江苏省南京市秦淮区卡子门大街 29 号	025 – 52880918
		南京奥体商场	南京红星国际家居广场	江苏省南京市江东中路 313 号中泰国际广场裙楼	025 – 87769888
	常州	常州飞龙商场	常州红星家具装饰城	江苏省常州市飞龙东路 70 号	0519 – 85318888
			常州美凯龙国际电脑家电装饰城	江苏省常州市飞龙东路 68 号	0519 – 85318888
			红星世界家具家居广场	江苏省常州市飞龙东路 72 号	0519 – 85358570
		常州武进商场	常州红星美凯龙全球家居生活广场湖塘店	江苏省常州市常武路与武南路交汇处	0519 – 85570961
	无锡	无锡锡山商场	无锡红星美凯龙建材家具广场(1 号馆)	江苏省无锡市锡山区团结南路 1 号	0510 – 88258888
			无锡红星美凯龙世博家居广场(2 号馆)	江苏省无锡市锡山区团结南路 1 号	0510 – 88258888
			无锡红星美凯龙家居生活广场(3 号馆)	江苏省无锡市锡山区团结南路 1 号	0510 – 88258888
		无锡五洲商场	无锡红星美凯龙全球家居生活广场五洲店	江苏省无锡市惠山区盛岸西路 668 号	0510 – 83225315
	江阴	江阴夏港商场	江阴红星美凯龙全球家居生活广场	江苏省无锡江阴市夏港镇(五星路与西外环路交汇处)	0510 – 86038888
	宜兴	宜兴商场	红星美凯龙宜兴商场	江苏省无锡宜兴市阳泉西路 188 号	0510 – 87828888
	镇江	镇江新区商场	红星美凯龙亿都商场	江苏省镇江市新区丁卯桥路 371 号	0511 – 91980888
	苏州	苏州新区商场	苏州横塘红星美凯龙全球家居生活 MALL	江苏省苏州市高新区横塘迎宾路	0512 – 62397306
		苏州相城商场	苏州红星美凯龙相城商场	江苏省苏州市相城区相城大道 1160 号	0512 – 66186868
	昆山	昆山翠薇商场	昆山红星美凯龙全球家居生活广场	江苏省苏州昆山市翠薇东路 518 号	0512 – 55176000
	张家港	张家港南二环商场	张家港红星美凯龙全球家居生活 MALL	江苏省苏州张家港市南二环路 1 号	0512 – 56760303
	扬州	扬州润扬商场	扬州红星美凯龙全球装饰广场(家具楼)	江苏省扬州市润扬中路 18 号	0514 – 87948888
			扬州红星美凯龙全球家具广场(建材楼)	江苏省扬州市润扬中路 16 号	0514 – 87948888
	盐城	盐城世纪商场	盐城红星美凯龙世博家居广场	江苏省盐城市世纪大道 615 号	0515 – 88426999
	徐州	徐州复兴商场	徐州红星美凯龙家具批发大市场	江苏省徐州市复兴北路 188 号	0516 – 87766888
			徐州红星美凯龙全球建材家居广场	江苏省徐州市复兴北路 188 号	0516 – 87766888
			徐州红星美凯龙国际建材家居博览中心	江苏省徐州市复兴北路延长段 188 号	0516 – 87766888

城市		商场简称	商场全称	商场地址	总机电话
江苏	淮安	淮安清河商场	淮安红星美凯龙	江苏省淮安市清河新区水渡口大道 111 号	0517－80878277
	连云港	连云港人民商场	连云港红星美凯龙国际家居广场	江苏省连云港市人民路 66 号	0518－5603310
	泰兴	泰兴泰常商场	泰兴红星美凯龙全球家居生活广场	江苏省泰州泰兴市泰常路 9 号	0523－87698888
	宿迁	宿迁宿豫商场	红星凯盛国际家居广场	江苏省宿迁市宿豫区江山大道 188 号	0527－80808888
浙江	杭州	杭州亿丰商场	杭州红星美凯龙环球家居广场	浙江省杭州市余杭区良渚镇勾庄路 218 号	0571－88776823
		杭州古墩商场	杭州红星美凯龙世博家居生活广场	浙江省杭州市西湖区古墩路 703 号	0571－88957218
		杭州金茂商场	红星美凯龙·金茂 MALL 环球家居 CSD 中央集采中心	浙江省杭州市德胜东路 2777 号	0571－86934567
	湖州	湖州商场	红星美凯龙全球家居生活 MALL	浙江省湖州市吴兴区二环西路 2077 号	0572－2711188
	桐乡	桐乡世纪商场	桐乡红星美凯龙世博家居广场	浙江省桐乡市世纪大道西侧客运中心对面	0573－88585311
	嘉兴	嘉兴南湖商场	嘉兴红星美凯龙全球家居生活 MALL	浙江省嘉兴市南湖新区广益路与南江路口交汇处	0573－82038901
	宁波	宁波鄞州商场	宁波红星美凯龙全球家居生活 MALL	浙江省宁波市鄞州区环城南路 1728 号	0574－89056666
	绍兴	绍兴二环商场	红星美凯龙全球家居生活 MALL	浙江省绍兴市二环北路 80 号	0575－88010888
	台州	台州椒江商场	台州红星美凯龙全球家居生活 MALL	浙江省台州市椒江区台州大道椒江大桥东侧	0576－81821027
	舟山	舟山临城商场	舟山红星美凯龙全球家居生活 MALL	浙江省舟山市临城新区海天大道 1188 号	0580－2166666
安徽	合肥	合肥信地商场	合肥信地红星美凯龙全球家居生活广场	安徽省合肥市铜陵北路与临泉路交叉信地城市广场	0551－4261838
	蚌埠	蚌埠解放商场	蚌埠红星美凯龙家居生活博览中心	安徽省蚌埠市淮上区解放北路 1000 号	0552－2818111
	芜湖	芜湖镜湖商场	芜湖红星国际家居生活广场	安徽省芜湖市镜湖区北京西路 1 号	0553－5632888
		芜湖明辉商场	芜湖红星美凯龙全球家居生活广场	安徽省芜湖市鸠江区天门山东路 58 号	0553－2719999
福建	福州	福州三迪商场	福州红星美凯龙全球家居生活 MALL	福建省福州市台江区工业路 173 号	0591－87958555
	厦门	厦门五缘湾商场	厦门红星美凯龙全球家居生活 MALL	福建省厦门市湖里区钟宅路 69 号	0592－6027777
	莆田	莆田商场	红星美凯龙全球家居生活 MALL	福建省莆田市荔城区东圳路口	0594－6737777
	泉州	泉州水头商场	红星美凯龙水头家居博览中心	福建省泉州南安市水头镇朴里工业区	0595－86305566
		泉州洛江商场	泉州红星美凯龙全球家居生活 MALL	福建省泉州市洛江区万安万虹公路和安和路交叉口	0595－29016555
	漳州	漳州商场	红星美凯龙全球家居生活 MALL	福建省漳州市胜利西路 368 号	0596－2158666
	龙岩	龙岩闽西商场	龙岩红星美凯龙全球家居生活 MALL	福建省龙岩市闽西交易城中心广场	0597－3225885
山东	济南	济南天桥商场	济南红星美凯龙世博家居生活广场	山东省济南市天桥区北园大街 225 号	0531－55530002
	青岛	胶南商场	青岛胶南红星美凯龙全球家居生活广场	山东省青岛胶南市人民东路 380 号	0532－81138888
		青岛城阳商场	青岛红星美凯龙全球家居生活广场	山东省青岛市城阳区正阳路与青威路交汇处向东 200 米	0532－66737605

城市		商场简称	商场全称	商场地址	总机电话
山东	淄博	淄博昌国商场	红星美凯龙全球家居生活 Mall	山东省淄博市张店区昌国西路 23 号	0533－2712333
	潍坊	潍坊商场	潍坊红星美凯龙全球家居 Mall	山东省潍坊市通亭街富亭街路口	0536－2203777
	济宁	济宁商场	济宁红星美凯龙全球家居生活广场	山东省济宁市金宇路与琵琶山路交汇处	0537－7978888
	日照	日照东港商场	日照红星美凯龙全球家居生活 MALL	山东省日照市东港区迎宾路 1 号	0633－8557777
河南	郑州	郑州商都商场	郑州红星美凯龙全球家居生活广场	河南省郑州市商都路 1 号	0371－60971111
			郑州红星美凯龙全球家居生活广场	河南省郑州市商都路与中州交汇处	0371－60971111
	南阳	南阳建设商场	南阳红星美凯龙全球家居生活广场	河南省南阳市车站北路与建设路交叉口西南角	0377－61599666
	洛阳	洛阳牡丹商场	洛阳红星美凯龙世博家居广场	河南省洛阳市洛龙区牡丹大道 1 号	0379－65915000
湖北	黄石	黄石迎宾商场	黄石红星美凯龙全球家居生活广场	湖北省黄石市迎宾大道北侧	0714－6323197
	宜昌	宜昌西陵商场	宜昌红星美凯龙全球家居生活广场	湖北省宜昌市西陵区常刘路 27－11 号	0717－6789602
湖南	长沙	长沙韶山商场	长沙红星美凯龙全球家居生活 MALL	湖南省长沙市韶山南路红星国际会展中心旁	0731－5063333
			长沙红星美凯龙全球建材装饰广场	湖南省长沙市韶山南路红星国际会展中心旁	0731－5063333
	株洲	株洲商场	株洲红星美凯龙全球家居生活广场	湖南省株洲市天元区株洲大道与湘山路交汇处	0731－28506666
广东	广州	广州琶洲商场	琶洲红星美凯龙全球家居博览采购中心	广东省广州市海珠区琶洲大道东 2－8 号	020－89056222
		广州天河商场	红星美凯龙全球家居生活广场 Mall	广东省广州市广州大道中 85 号之一	020－38306666
	深圳	深圳香蜜湖商场	深圳世纪中心红星美凯龙全球家居生活广场	广东省深圳市福田区深南中路香蜜湖	0755－83719992
		深圳布吉商场	深圳红星美凯龙全球家居生活广场 Mall	广东省深圳市龙岗区布吉镇布龙公路 9 号	0755－28520000
	佛山	佛山乐从商场	乐从红星美凯龙品牌家具批发博览中心	广东省佛山市顺德区乐从镇家具城水藤路	0757－28366666
广西	广西	广西柳州商场	柳州红星美凯龙全球家居生活 Mall	广西柳州市飞鹅路 123 号	0772－301888
重庆		重庆江北商场	重庆红星美凯龙世博家居生活广场	重庆市北部新区新南路 888 号	023－67036888
		重庆南坪商场	重庆红星美凯龙全球家居生活 Mall	重庆市南岸区南坪西路 58 号	023－62327999
四川	成都	成都佳灵商场	成都红星美凯龙世博家居生活广场	四川省成都市武侯区红牌楼佳灵路 9 号	028－66538888
		成都双楠商场	成都红星美凯龙环球家居设计博览中心	四川省成都市二环路西一段 6 号	028－65938888
贵州	贵阳	贵阳南明商场	贵阳红星美凯龙全球家居生活广场	贵州省贵阳市南明区油榨街 10 号	0851－5522333
云南	昆明	昆明西山商场	昆明红星美凯龙环球家居设计博览中心	云南省昆明市西山区广福路 318 号	0874－8361666
	曲靖	曲靖商场	曲靖红星美凯龙全球家居生活广场	云南省曲靖市麒麟区翠峰西路财富中心	0874－8872888
陕西	西安	西安太白盛世商场	西安红星美凯龙全球家居生活广场	陕西省西安市碑林区太白北路 1 号	029－62822986
		西安西沣商场	红星美凯龙西北家居奥特莱斯商场	陕西省西安市雁塔区西沣路 56 号	029－62219666
宁夏	银川	银川丽景商场	银川红星美凯龙全球家居生活广场	宁夏银川市丽景南街长城装饰市场向南 500 米	0951－7683999

注：此表不含上海梅陇商场、长沙贺龙商场、衢州商场、常熟商场、南通商场

【中央保健委员会办公室
中华人民共和国卫生部保健局】编

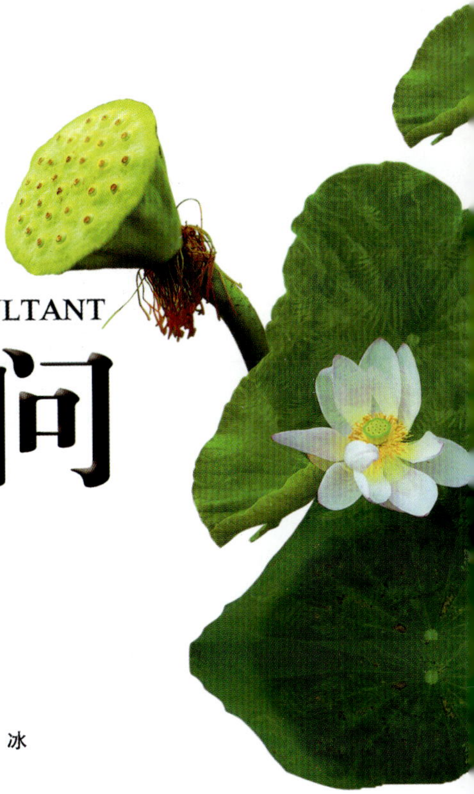

HEALTHY CONSULTANT

健康顾问

养生保健典藏本

医学顾问◎吴阶平　吴蔚然　方　圻

名誉主编◎黄洁夫

主　　编◎王捍峰

副 主 编◎虹　露　杜治琴　李　宁　李旭亮　刘　冰

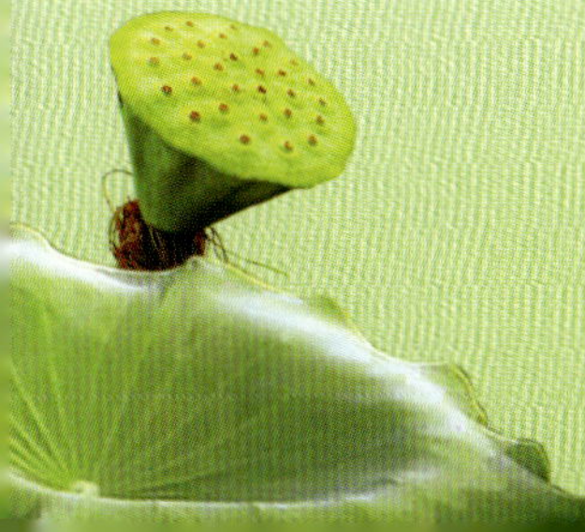

经济日报出版社

健康顾问 养生保健典藏本

编辑委员会成员

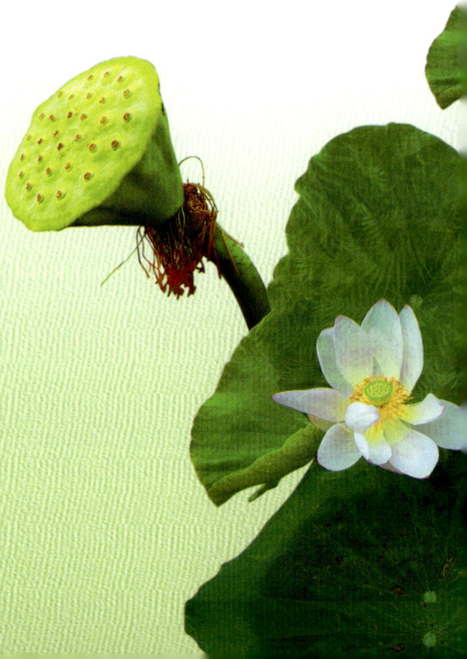

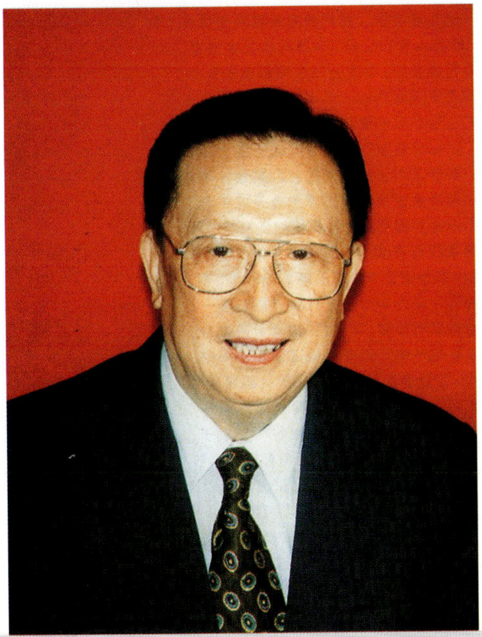

▲吴阶平　全国人大常委会原副委员长，中国科学院、中国工程院院士，医学家、医学教育家、泌尿外科专家。

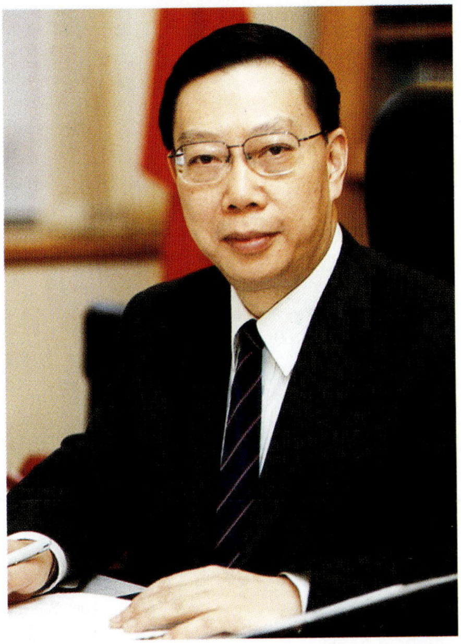

▲黄洁夫　卫生部副部长兼保健局局长，主任医师、教授、博士生导师，肝胆外科专家。

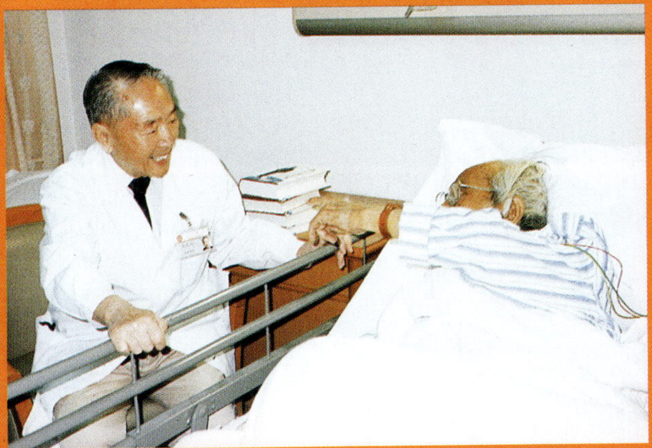

▲吴蔚然　北京医院名誉院长，主任医师、教授、外科专家，杰出保健专家。

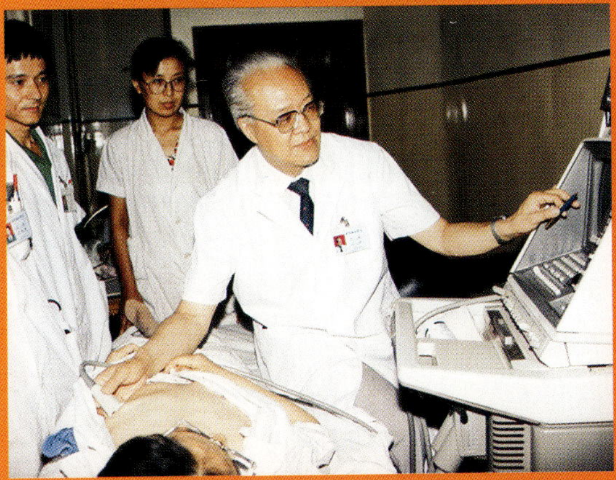

▲方圻　北京协和医院名誉院长，主任医师、教授、博士生导师，心血管内科专家，杰出保健专家。

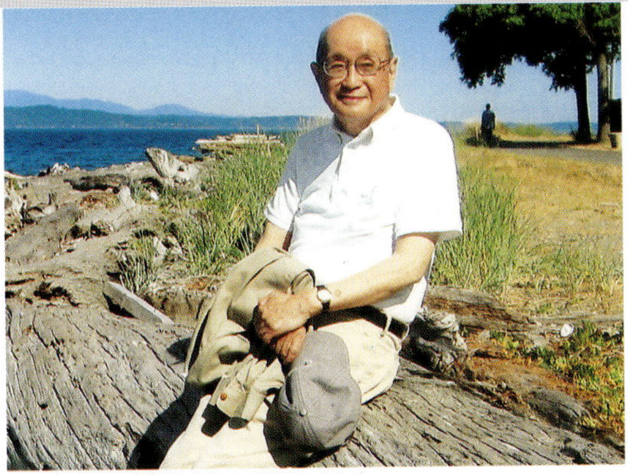

▲钱贻简　北京医院名誉院长，主任医师、教授、心血管内科及老年医学专家，杰出保健专家。

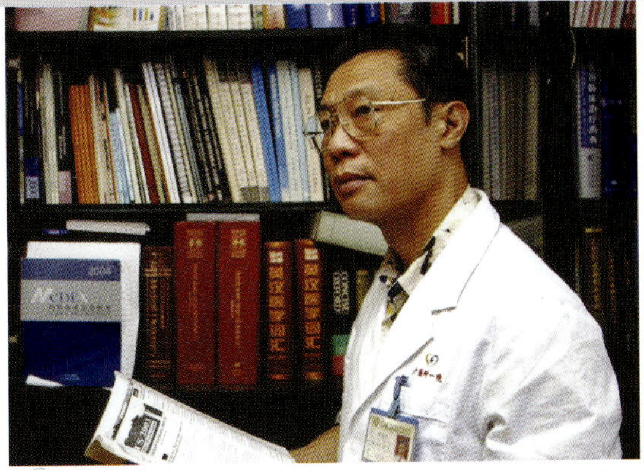

▲钟南山　中华医学会会长，中国工程院院士，广州呼吸疾病研究所所长，主任医师、教授、博士生导师，呼吸内科专家。

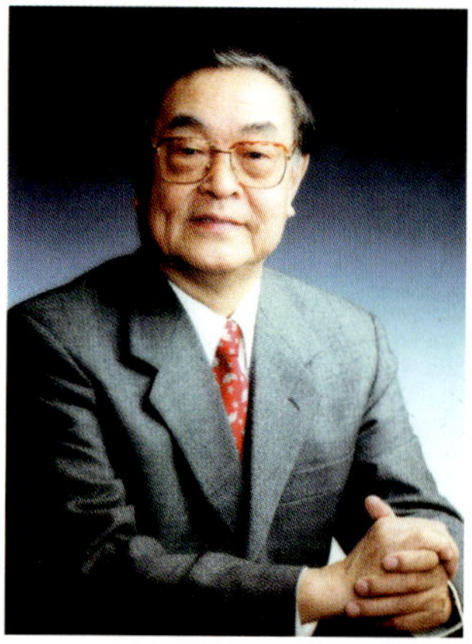

孙燕　中国工程院院士，中国医学科学院肿瘤医院主任医师、教授、博士生导师，肿瘤学专家，杰出保健专家。

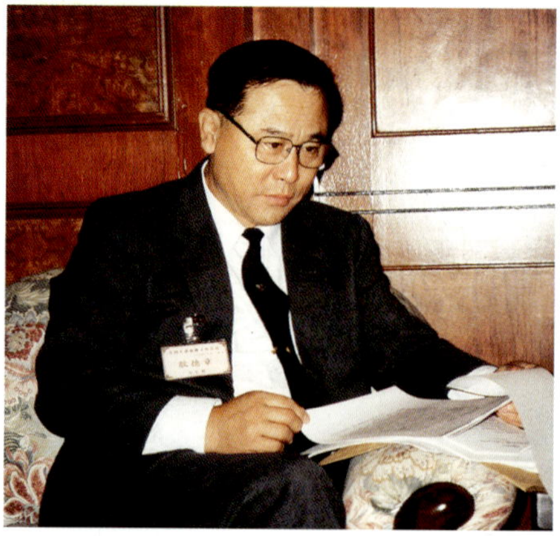

耿德章　中央保健委员会原副主任、卫生部保健局原局长兼北京医院院长，中国科协委员、中国康复医学会会长，主任医师、心血管内科及养生保健专家。

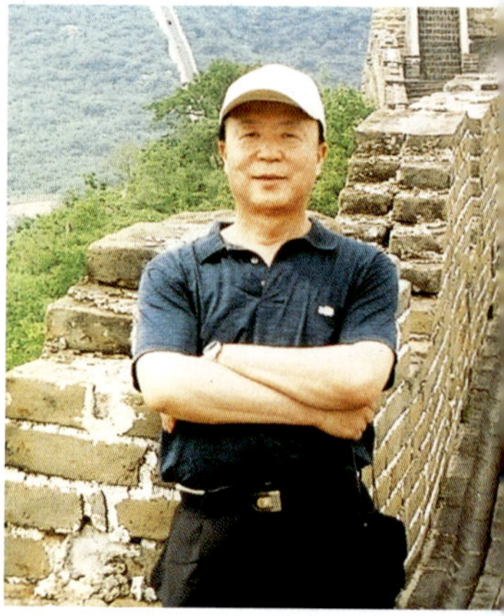

高润霖　中国工程院、美国心脏病学院院士，中国医学科学院阜外心血管病医院院长顾问，中国医师协会副会长，主任医师、教授、博士生导师，心血管内科专家。

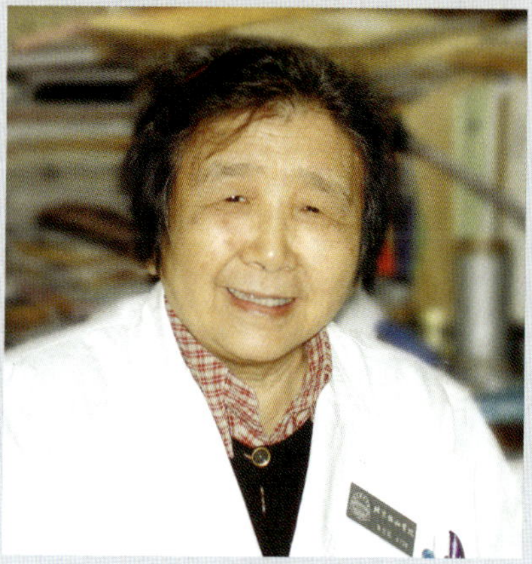

朱元珏　北京协和医院主任医师、教授、博士生导师，呼吸内科专家。

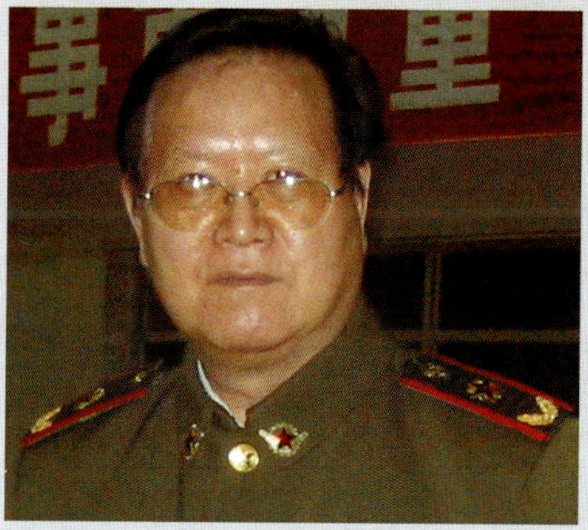

张进川　解放军总医院呼吸科主任、主任医师、教授、博士生导师，呼吸内科专家。

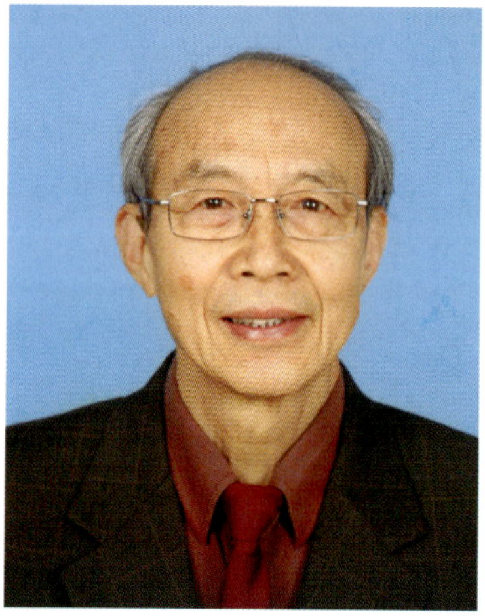

蒋景文　北京医院神经内科原主任，主任医师、教授，兼任北京市神经内科会诊中心会诊专家、解放军总医院肌肉神经病会诊中心会诊专家，神经内科专家。

赵雅度　北京市神经外科研究所原副所长，主任医师、教授，神经外科专家。

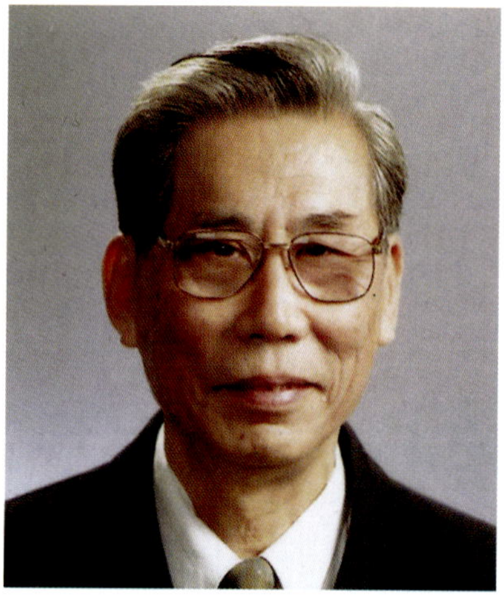

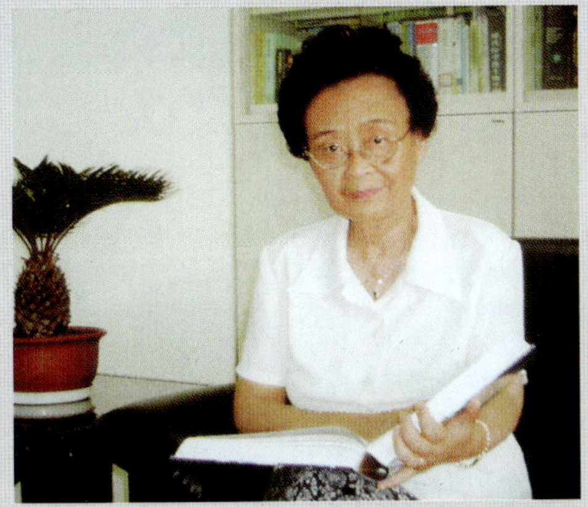

▲汪复　卫生部抗感染药临床药理重点实验室主任，科技部抗感染药临床实验研究中心主任，复旦大学华山医院抗生素研究所名誉所长，主任医师、教授、博士生导师，感染性疾病诊治及抗感染药物临床应用专家。

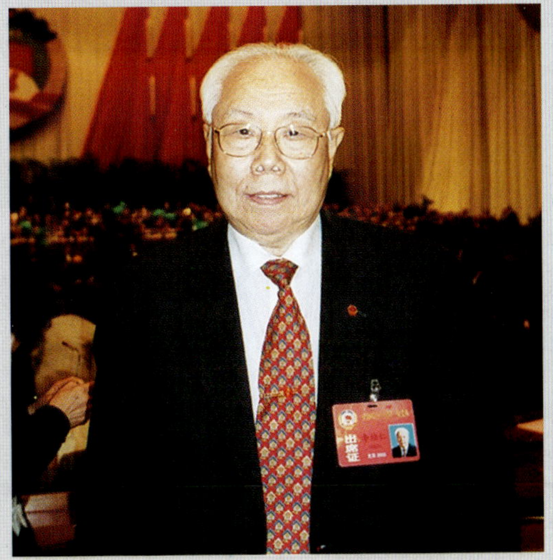

李辅仁　北京医院主任医师、教授，中医学专家，杰出保健专家。▶

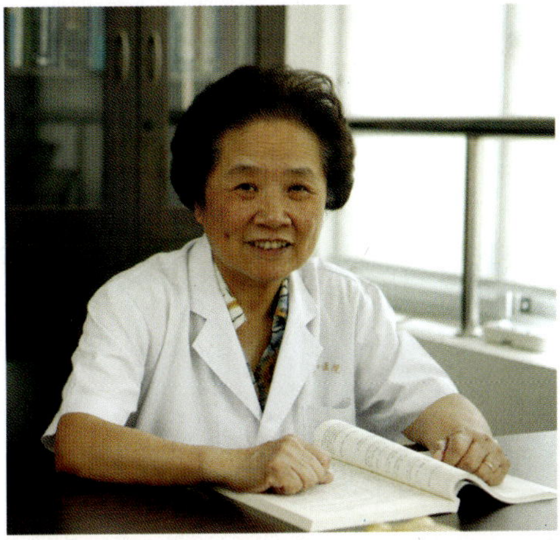

▲陆星华　北京协和医院主任医师、教授、博士生导师，中国药典委员会委员，消化内科专家。

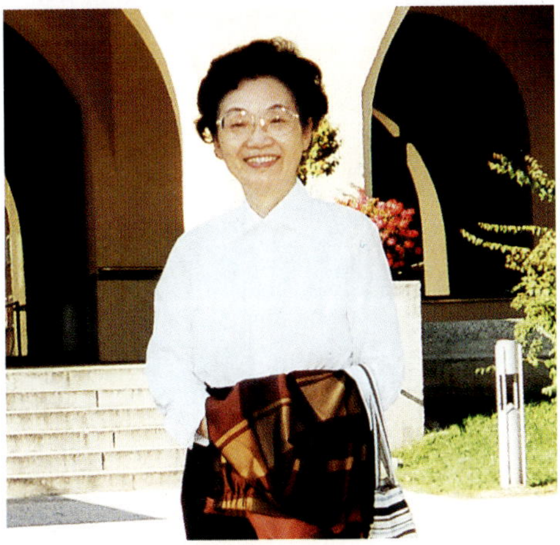

▲王姮　北京协和医院主任医师、教授、博士生导师，内分泌（糖尿病）专家。

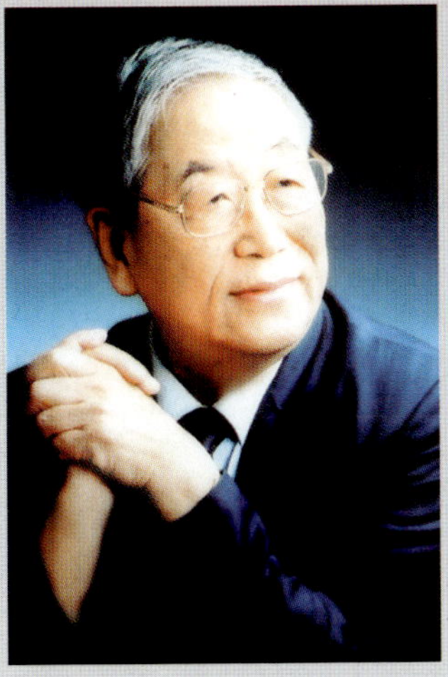

◀郭应禄　北京大学第一医院名誉院长、主任医师、教授、博士生导师，泌尿外科专家。

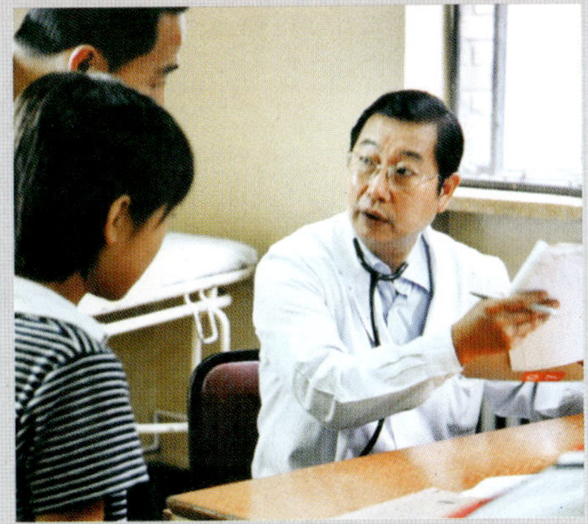

▲李学旺　北京协和医院常务副院长，肾脏病中心主任，主任医师、教授、博士生导师，肾内科专家。

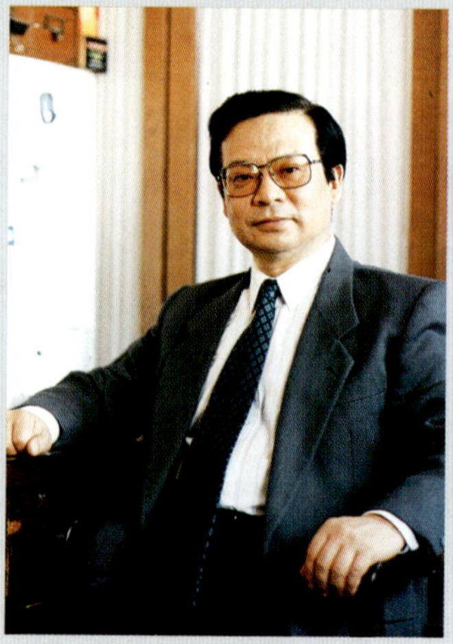

▲郎景和　北京协和医院妇产科主任，中华医学会妇产科学会主任委员，主任医师、教授、博士生导师，妇产科专家。

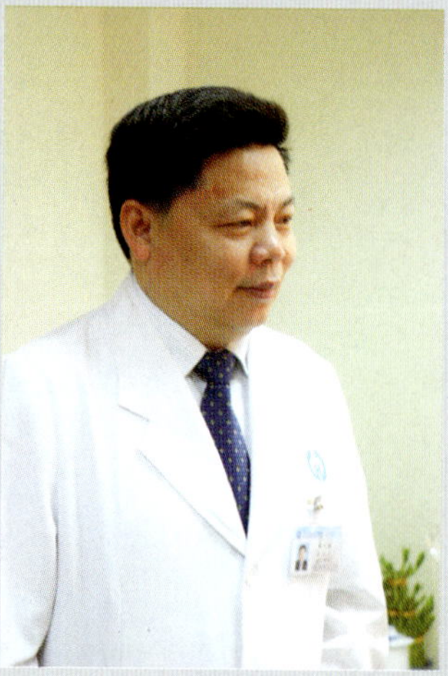

▲吴一龙　广东省人民医院副院长，全国肺癌专业委员会主任委员，主任医师、教授、博士生导师，肿瘤学专家。

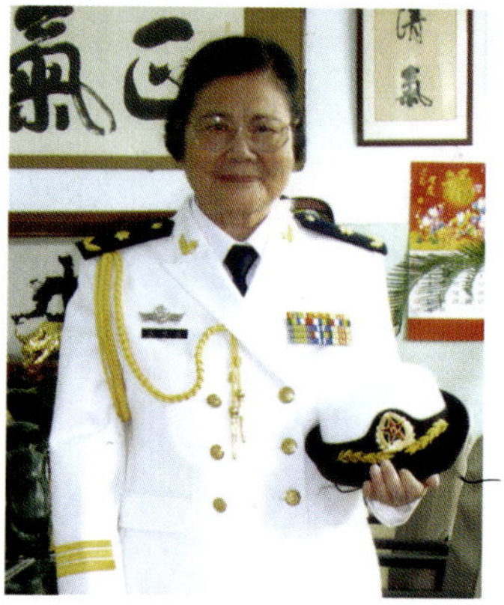

▲冯理达　中国免疫学研究中心主任，世界医学气功学会主席，海军总医院原副院长，主任医师、教授，免疫学家，人体生命科学专家。

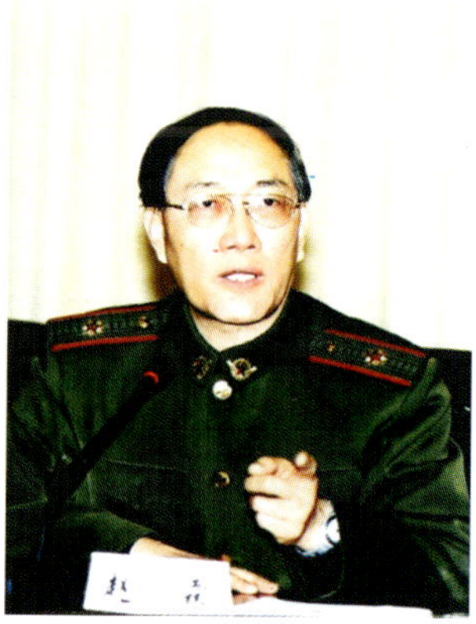

▲赵霖　总后勤部卫生部保健医学专业委员会副主任，解放军总医院微量元素研究室主任、营养科副主任，研究员、博士生导师，营养学专家。

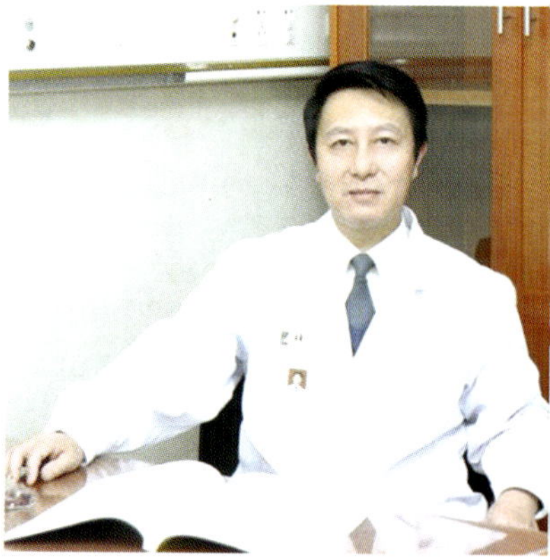

▲张保宁　中国医学科学院、中国协和医科大学肿瘤医院乳腺中心主任，国家“十五”、“十一五”乳腺课题负责人，主任医师、教授、博士生导师，肿瘤学专家。

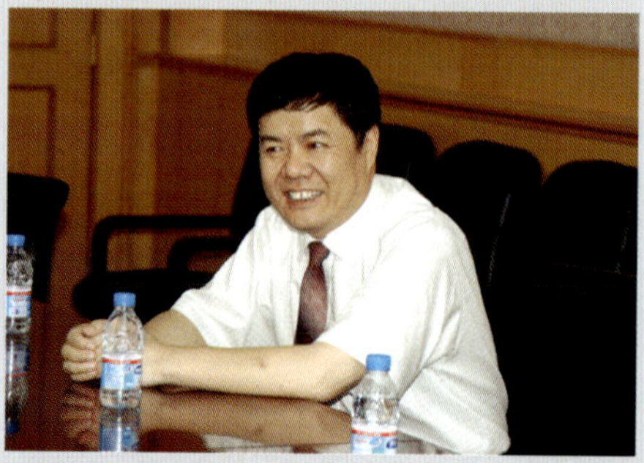

▲刘新民　北京大学第一医院党委书记，主任医师、教授、博士生导师，呼吸内科专家。

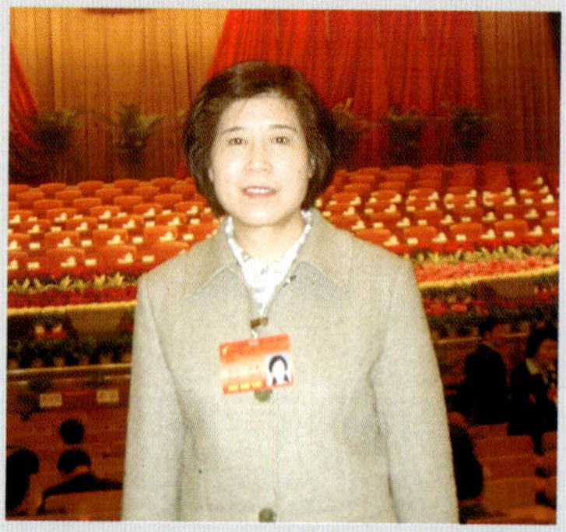

▲马辛　首都医科大学安定医院院长，主任医师、副教授、硕士生导师，精神科专家。

著名医学家、医学教育家、泌尿外科专家、中国科学院及中国工程院资深院士，全国人大常委会原副委员长吴阶平为本书题词

健康是本
保健是源

吴阶平

书卷作良医

黄洁夫

▲ 卫生部副部长兼保健局局长黄洁夫为本书题词

祝您永葆青春

平常心

多运动

七分饱

勤体检

钟南山

二〇〇六、六、

▲ 中华医学会会长钟南山为本书题词

序言
FOREWORD

在第四届全国科学技术大会上，中共中央总书记、国家主席、中央军委主席胡锦涛号召全党全社会坚持走中国特色自主创新道路，努力把我国建设成为创新型国家，提升我国科技事业的整体水平，提高全民科学文化素质和健康素质，促进经济社会的和谐发展。在这次大会上，中国科学院院士、著名肝脏外科学家吴孟超教授荣获“2005 年度国家最高科学技术奖”，成为中国医学界首位获此殊荣的医务工作者。这不仅说明我国医学事业取得了卓越的成就，也说明全社会对于医学的重视程度越来越高。

近年来，我们痛心地看到，许多优秀人才由于长期忘我工作，积劳成疾，不幸英年早逝。20 世纪 80 年代的蒋筑英、罗健夫，新世纪的郑培民、牛玉儒等，都是病倒在工作岗位上。这是家庭的不幸，更是我们国家的损失。

所谓“健康”，是躯体、精神以及社会交往等方面的完美状态，而不仅是没有疾病或身体虚弱，包括身体健康、心理健康、社会适应良好和道德崇高等四个方面。在我国引起死亡的主要疾病中，如恶性肿瘤、高血脂病、冠心病、高血压病、糖尿病、慢性阻塞性肺病等，在发病早期甚至中期，身体并没有特别不适，等到症状明显时，已属晚期，治疗就十分困难了。而这些疾病均与人们的心理状态、生活方式及环境有密切的关系，特别是饮食、运动与心态。现代人面对激烈竞争，长期超负荷工作，许多人处于“亚健康”状态。这种

"亚健康"状态与上述疾病只有一步之遥，甚至已经属于疾病的早期阶段。2002 年中国保健科技学会对全国 14 个省市科技人员进行调查，发现处于"亚健康"状态者占调查对象的 61.9% ~75.3%，也说明在我国提高自我保健意识的迫切性。

为此，中央保健委员会办公室、卫生部保健局组织编写了内容全面，寓科学性、实用性和通俗性为一体的医疗保健书籍——《健康顾问》，这是专家们长期从事医疗保健和预防保健工作经验的结晶。

《健康顾问》出版之时，正值 2006 年"两会"召开之际，十届全国人大代表、十届全国政协委员人手一册，问世至今，受到社会各界的广泛好评。应广大读者的需求，我们在原书的基础上进行修订，修订后的《健康顾问·养生保健典藏本》和《健康顾问·防病治病典藏本》以大众最关心、最直接、最现实的健康问题为重点，旨在普及健康知识，增强大众健康意识，提高全民健康水平，为民排忧解难，为建设社会主义和谐社会尽绵薄之力。

健康是人类的一项基本需求，也是社会进步的重要标志和潜在动力。相信这套书的出版发行，必定有益于广大读者提高对保健常识和疾病预防与治疗的认识水平，最终造福于读者及其家庭，造福于全社会。真心地希望每个人都能关爱自己，持之以恒地养生保健，真正做到防患于未然。

祝广大读者快乐、健康、幸福、美好！

钟南山

2007 年 10 月

目录
CONTENTS

第一章 饮食保健：养生营养并重，快乐健康人生

第二章 运动保健：贵在坚持，将健身进行到底

第三章 心理调适：顺心达意，劳逸有度

第七章 科学护理：帮您走出疾病的阴霾

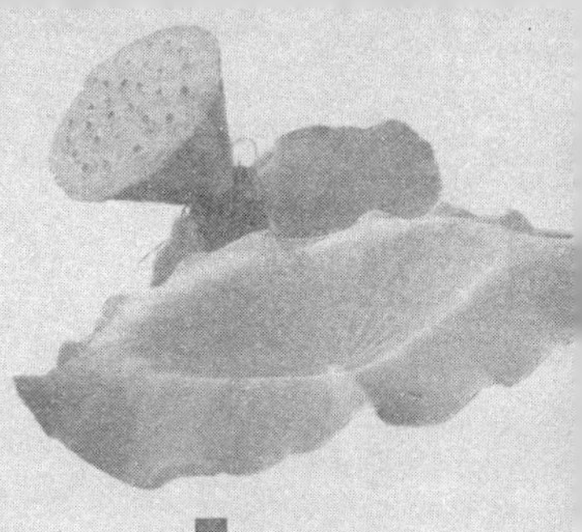

第一章

HEALTHY CONSULTANT

饮食保健：养生营养并重，快乐健康人生

膳食营养与人体健康

法国一位著名学者曾经说过：“一个民族的命运要看她吃的是什么和怎么吃。”中国明代大医学家李时珍指出：“饮食者，人之命脉也。”世界卫生组织（WHO）对影响人类健康的众多因素进行评估的结果表明，遗传因素对健康的影响居首位，为15%；而膳食营养对健康的作用仅次于遗传，为13%，远大于医疗因素的作用（仅为8%）。不难看出，膳食营养对保持人类健康是多么重要！

朝鲜战争时期，曾有人对年龄在20岁左右的美国和北朝鲜死亡士兵进行尸检，结果惊讶地发现，两者的动脉硬化程度竟有很大差别。究其原因，就在于自幼年开始，西方的膳食结构就在美国兵体内埋下了“定时炸弹”，使其患心血管病和高血压的几率大大增加。所以中老年患病，并非完全由于发病前饮食不合理，而是年轻时就已埋下了“祸根”。世界卫生组织指出：营养过剩、不良生活方式造成的疾病已成为威胁人类健康的头号杀手！各种致命的慢性病——即现代“文明病”（肥胖、高血压、高血脂、冠心病、脂肪肝、动脉硬化、糖尿病等）的发病率大幅度提高，肥胖已成为健康的严重威胁。

浙江大学肿瘤研究所与美国斯坦福大学和南加州大学合作，对移民到美国的中国浙江人中大肠癌发病情况进行了调查，发现生活在美国加利福尼亚州的华人中大肠癌、直肠癌的发病率远高于浙江省。将美国加州与浙江两地人群进行对照，以一个病人与三个健康人的比例，在两地各选择了1200人进行统计分析。结果表明：移民美国20年的华人，由于长期摄入高热量、高蛋白、高脂肪的饮食，又缺少运动，日积月累，使他们在健康上付出了沉重的代价——患大肠癌的危险性竟比浙江居民高出3~5倍。

2001年世界卫生组织宣布，全世界因营养过剩死亡的人数首次超过了因营养不良死亡的人数。随着经济的发展，许多家庭的饮食结构“西化”，动物性食物超过了膳食构成比例的60%。长此以往，就诱发了“文明病”。“文明病”是以肥胖为核心，包括高血压、高血脂、心和脑血管病及糖尿病，西方称之为“五病综合征”。这是一组相互联系、互为因果的代谢性疾病，是与营养过剩密切相关的“富裕型”疾病，这些疾病及其并发症已成为当今人类健康的主要“杀手”。难怪美国人惊呼：“文明人痛快地吞进了‘文明病’，用自己的牙齿在制造坟墓!”

我国传统膳食以谷物为主，副食是新鲜的天然食品，不做精细加工，糖的食用量较少，绿茶为大众化的饮料，烹调大多使用素油。西方营养学家认为，中华民族传统膳食结构是防止肥胖等“富裕病”发生的最佳膳食方案。

近十几年来，随着经济的腾飞，国人膳食结构发生了明显变化。1992年，上海市城乡居民粮食摄入量比1982年减少了22%，动物性食品增加1.5倍，其中畜肉增加3.6倍，乳制品增加5倍，油脂增加约70%；高糖、高脂肪食物增多，吃“洋快餐”、喝含糖饮料日趋普遍。食物中由脂肪提供的热量由1959年的9%上升到1992年的27%，接近了30%的上限；超过全国城市平均水平（25%），并已高于日本（24%）。而与此同时，恶性肿瘤、脑血管病、心脏病已成为上海市居民前三位死亡原因，与饮食营养关系最密切的心脏病死亡率已高于日本，这一情况与战后日本的变化极为相似。上述一切都说明：随着膳食结构的“西化”，“文明病”已登陆中国。

• 注重保健养生，可减少 70% 的过早死亡 •

目前国人处于亚健康状态的比例不少，但令人担忧的是，许多人却往往以健康人自居，自我保健意识很差。事实上，注重日常保健养生，可以减少约 70% 的过早死亡。这是因为，许多疾病与不健康的生活方式关系密切。研究表明：中年时注意养生的人与生活方式不健康的人相比，65 岁以后，前者所花的医疗费仅为后者的 1/3。因此，注重保健十分重要！而养生保健的关键是：在日常生活中坚持膳食平衡，保持良好的生活习惯，坚持适量的体育锻炼，具有平和的心态。这样才能保持健康的体魄，将疾病拒之门外。

中华民族的传统饮食结构

“身土不二”的口号渗透了中华民族“一方水土养一方人”的传统思想。我国各地的风味小吃，如包子、饺子、馅饼、馒头、面条、米粉、馄饨、元宵、粽子，以及具有地方特色的食品——如西安羊肉泡馍、兰州拉面、扬州蛋炒饭、武汉热干面、延吉冷面、天津嘎巴菜、潍坊朝天锅等，都是供应快捷、营养丰富、食用方便、滋味美好的中华民族快餐。不难看出，吃来吃去，最适合中国人健康的，还是我们民族自己的饭菜。

1945 年，毛泽东主席赴重庆谈判，初到之日的招待晚宴是黄油、面包、牛排等，次日早饭还是西餐。他对秘书说：“吃饭也学美国人，中国人不吃中国饭，我不习惯，你去商量一下，换成中餐。”当改成中餐后，他高兴地说：“对嘛！中国人还是应该吃中国饭的。”这不仅是他生活习惯的反映，更重要的是体现了坚持民族膳食结构的深邃的饮食观！

1956年，毛泽东在和音乐工作者谈话时曾说：“中国的豆腐、豆芽菜、皮蛋、北京的烤鸭有特殊性，别国比不上，可以国际化。”1972年尼克松总统访华，当得知美国贵宾对中国的烹饪文化赞赏不已时，毛主席说：“我相信，一个中国菜，一个中药，这是中国对世界的两大贡献。”

由于我国传统生态农业使用种类繁多、养分齐全的农家肥料，这样生产出来的农产品营养丰富，内涵充足，质量上乘。“杂食者，美食也；广食者，营养也。”保持食物来源的生物多样性，进食大量不同种类的生态有机食物，正是中华民族如此聪明智慧的原因之一。中国传统饮食提倡食品种类多样化，提倡含不同营养成分食物之间的互补。“五谷为养，五果为助，五富为益，五菜为充”的膳食结构，具有广杂性、主从性和匹配性。这种膳食结构不仅适合人类消化道的组织结构和人体生理全面营养的需要，有助于人类健康和种族繁衍；更重要的是能缩短人类食物链，最大限度地合理利用现有自然资源，提高食物的资源效益。

长期以来，西方现代农业为了增产的单一目标而滥用化肥。这种耗能型的化学农业不仅造成巨大的能源浪费（每增产1倍粮食投入9倍的化肥），而且使土壤板结，团粒结构减少，土质遭到破坏，造成严重的环境污染。中华民族通过自觉、漫长的农业生产实践，积累了一整套中国独有的、维持农业生态系统基本稳定与平衡的理论、方法和措施，建立了以耕、耙、耮、锄为中心，施用农家肥，保持水土，种植绿肥作物，轮作倒茬，用地与养地相结合的生态农业体系。这比欧洲出现的绿肥与轮作的农业整整早了1200多年。难怪西方有识之士以羡慕的语言赞美“中国传统生态农业——是世界上已知的最为惊人的成就之一”。

祖国医学第一部经典著作《黄帝内经》中有“食饮有节，谨和五味”

的至理名言。文中“虚则补之、药以祛之、食以随之”等句，指出患者在治疗过程中不能单靠药物，必须密切配合饮食调理。名医扁鹊也认为，饮食调理是医疗中不可缺少的部分。至宋朝，《太平圣惠方》一书中列出了对28种疾病进行食疗的具体方法，如水肿病人食黑豆粥，咳嗽病人食杏仁粥等，明确了饮食的治疗学意义。唐代大医学家孙思邈所著《备急千金要方》中已设有“食治”专篇，收载药用食物154种，分为果实、菜蔬、谷米、鸟兽四类。

有不少中药，如枸杞子、首乌粉、冬虫夏草、薏仁、金银花等，人们也常当作食品服用。而食物也有性、味、归经之分，有着食养、食疗的效果，所以，古代医家常把食物的功用、主治与药物等同起来。例如，牛肉作为食品，能补脾胃，益气血，就把牛肉的功效与中药黄芪划上等号。《韩氏医通》说：“黄牛肉补气，与绵黄芪同功”。羊肉甘温，益气补虚，名医李东垣认为：“补可去弱，人参、羊肉之属是也。”将羊肉之功与人参并列。近代有学者将海参、狗肉的功用比作红参；《五杂纷》云：“海参其性温补，足敌人参，故曰海参”。

自古以来的“滋补养生膳”，就是根据人体健康状况，用包括蔬菜、谷物、肉类在内的各种食物补充和调节人体平衡，利用食物的药效调整人体功能。提出了世代传诵的“药补不如食补”的名言，在生活中实践“以食代药”的主张，即根据食物的性味进行科学搭配，使之成为具有“食养”和“食疗”效果的膳食。

中医在运用“食补”的过程中，对“后天之本”——脾胃功能也十分重视，尤重保养脾胃之气，如服桂枝汤后“燥热稀粥”，即取其调和营卫、培补汗源（脾胃）之功。白虎汤中用粳米，也在于保养胃气。十枣汤中用大枣，同样取其甘温养胃补中之功。“食药同源”“凡膳皆药”的理念贯穿在中国百姓的日常生活之中。

【专家提示】

枸杞全身都是宝

枸杞，性甘、平，归肝肾经，有滋补肝肾、养肝明目的功效。枸杞全身都是宝，枸杞果能补虚生精，入药或泡茶、泡酒、炖汤。枸杞苗叶叫“天精草”，花叫“长生草”，果叫“仙地果”，根叫“地骨皮”，均有滋补强身功效。它含有胡萝卜素、甜菜碱、维生素 A、B_1、B_2、C 和钙、磷、铁等，具有增加白细胞活性、促进肝细胞新生的作用，还可以降血压、降血糖、降血脂。

常食枸杞还可预防老年黄斑症

传统中药枸杞具有的“明目”的功能，新加坡《联合早报》报道：香港理工大学研究发现，每日服食少量枸杞，有助减低出现老年退化性黄斑症（AMD）的机会。人类的眼底黄斑主要由玉米黄素组成，这种物质有助抗氧化和吸收容易损害眼睛的脆弱细胞和组织的蓝光。参与临床观察的治疗组病人一连 28 天每日皆服用 15 克枸杞，对照组则饮用清水。第 29 日晨空腹抽血测定发现：连续 28 天服用枸杞的人，血液内玉米黄素浓度增加了 2.5 倍。

研究发现，枸杞果实中含有数量可观的类胡萝卜素——玉米黄素。其有增强视网膜黄斑组织、降低老年患者随身体细胞组织退化而患退化性黄斑症眼病危险的功效。

膳食平衡，促进健康

一日三餐如何保持平衡

平衡膳食主要是根据机体需求，调整粮食、果蔬、动物性食物的比例，注意蛋白质、脂肪、碳水化合物、矿物质、维生素的搭配，达到合理营养的目的。重庆市提出的“一把蔬菜一把豆，一个鸡蛋加点肉，五谷杂粮要吃够”的口号，很好地体现了膳食平衡的思想。此外，每日三餐间隔

罗素真诚地劝告老年人，应当从下一代的生命活力中多汲取一些朝气。

要合适，食量也要适当。早饭要认真吃，晚饭不要过量，每餐之间隔4～6个小时，不要暴饮暴食、饥一顿饱一顿。

饮食卫生容易理解，但膳食营养素齐全、比例合理则比较抽象。为了便于理解，营养学家把食物分成五大类，只要每天按类别选择食用，就能基本保证膳食平衡。这五类食物是：谷类、薯类等主食；豆类和豆制品；奶和奶制品；鱼、肉、禽、蛋等动物性食物；蔬菜水果和油脂类。甜食、糖果、酒等没有列入，因为对膳食平衡没有什么好作用，不宜吃得过多。

平衡膳食可促进人体正常生长发育，增强体质及对环境的适应能力，预防各种疾病的发生。现代营养学认为平衡膳食是指四个方面的平衡：即氨基酸间的平衡、生热营养素之间的平衡、各种其他营养素间的平衡以及酸碱平衡。当前，“营养全面，比例合理，均衡膳食”的概念已被广泛接受。

中医文献对平衡膳食有着精辟而生动的论述：

五谷宜为养，失豆则不良；
五畜适为益，过则害非浅；
五菜常为充，新鲜绿黄红；
五果当为助，力求少而数；
气味合则服，尤当忌偏独；
饮食贵有节，切切勿使过。

上述论述，不仅有极强的可操作性，用现代营养学的观点来看，也是十分科学和准确的。

平衡膳食的原则——平衡、多样、适量

平衡膳食的基本原则可浓缩为六个字——平衡、多样、适量。

1. 蔬菜和水果

民间素有“食，不可无绿”的教诲。据不完全统计，中国是世界上食用蔬菜最多的国家，有140多种蔬菜可以食用。

蔬菜是除水果外维生素C的主要来源，也是胡萝卜素、叶酸、核黄

素、硫胺素和尼克酸的重要来源。经常吃绿叶菜可摄人大量维生素C，提高机体免疫力，维生素C有很强的抗氧化作用，有益健康。同时，从绿色蔬菜中还可以获得足量享有“超级保健元素”称号的叶酸，从而收到防治心脏病的效果。蔬菜中胡萝卜素的抗癌作用也十分重要。

食用绿色蔬菜以接受日照充分的深绿色蔬菜最佳，科学家发现，同样是绿色蔬菜，其营养价值与保健功效常随着日照程度而异。蔬菜中的维生素、干扰素诱生剂等都有“怕热”的弱点，高温烹调可使其遭受破坏，所以最好是吃新鲜蔬菜，能生吃者最好生吃，以利于养分的充分吸收。

蔬菜与水果是膳食中矿物质、维生素和膳食纤维的主要来源。我国传统食物中数量众多的各种蔬菜可提供多种不同的营养素，因此应使之多样化。蔬菜是生存型食物，根据条件多食为宜。推荐每日应摄取新鲜蔬菜500克（1市斤左右）。不同品种的蔬菜所含营养素不同，因此蔬菜品种越丰富越好（应包括根、茎、叶、花、果），而且要选择摄食各种深颜色、尤其是深绿色的蔬菜。对豆荚类蔬菜还应予以特殊关注，因为其不仅含有维生素、矿物质，同时还有较高的植物蛋白，每星期可多吃几次。由于水果是享受型食物，每日摄取100～200克（2～4市两）就够了。而且应尽量选择新鲜的水果，值得指出的是，饮用果汁或吃水果罐头不仅会摄人过多的糖和食品添加剂，也会失去新鲜水果中含的生物活性物质等天然养分。

人的营养并不一定来自价格昂贵的“大餐”，也不一定要靠高级补品，而应源自膳食的合理搭配。30年前，湘西龙山地区的山民生活清苦，但70岁以上的长寿老人却不少见。冬天，中、老年人睡在竹席上，小孩也可以着单衣单裤。山民除了勤劳、善良外，饮食赋予了他们健壮的体魄。当地人的主食为玉米，饮用山泉，少有鱼、肉。最普通、最养人的传统食物叫“和渣”——即将黄豆泡发后用石磨磨碎，连水带渣放入锅中，同切碎的萝卜、白菜等蔬菜一起，煮一大锅，然后每人舀一大碗，加点盐当饭吃，长年如此。无独有偶，近年日本发明了一种“六合菜汤”。据说不仅能够提供营养，还能增强抵抗力。“六合菜汤”与湘西龙山的“和渣”有异曲同工之妙，其配方如下：带叶的白萝卜200克，红萝卜100克，洋葱200克，生姜200克，花椰菜300克，莲藕100克。将菜洗净后切成小块，置沸水中煮1~2小时后，加入盐、味素及香油，便成了“六合菜汤”。汤中姜、萝卜、莲藕同煮能补气血，其他三菜又各司其职。故能防病祛病，益寿延年。

20世纪90年代，粗粮和蔬菜被列为美国“食物指南金字塔”的基座。西方营养学界进一步提出“饮食清淡、热量平衡是健康的关键”，这与中国人民遵循的“粗茶淡饭，青菜豆腐保平安”的饮食原则有异曲同工之妙。

自古以来，中华民族对豆类食物情有独钟，豆腐制造术是2300年前汉代刘安的伟大发明，公元前2世纪，其所著《淮南子》一书中已有酒、豆腐、酱、糖等食物的记载。自此以后，豆类食物在中国人民膳食结构中的地位更加提高。可以毫不夸张地说：豆腐的发明在中华民族发展史上，其重大意义可同四大发明相提并论！

将黄豆加工成豆腐，不仅增加营养价值，而且也具有食疗价值。唐代孙思邈《千金方》中就有豆腐治病的记载，明代李时珍《本草纲目》曰：“豆腐，益气和中、生津润燥、清热解毒、消瘟止痢、治赤眼、解硫磺、消酒毒。”在各种食品中，孙中山先生对豆腐评价最高，称：“夫豆腐者，实植物中之肉料也，此物有肉料之功，而无肉料之毒。”而豆类的发酵食品也具有健康作用——现代研究证实：豆豉中含有丰富的尿激酶，可预防血栓形成。

2. 萝卜

我国在周代就种植萝卜，至今已有2000多年的历史。冬萝卜、春萝卜、夏秋萝卜等，各地均有栽培，是广泛食用的四季常菜。中国人民自古就有：“萝卜上市，郎中下乡”和“冬吃萝卜夏吃姜，不劳医生开药方”的民谚。其中就隐含着说明了萝卜具有的防病、治病功效。目前，干扰素的抗肿瘤、抗病毒作用已被国际公认。从20世纪80年代初开始，国内科研机构致力于从蔬菜中寻找干扰素诱生剂的研究，先后在十余种十字花科蔬菜中发现了此物质，其中以萝卜含量最高。1996年我国科学家宣布，萝卜中含有一种抗肿瘤、抗病毒的活性物质——“干扰素诱生剂”。实验证明，此物质能刺激细胞产生干扰素，对人的食管癌、胃癌、鼻咽癌、子宫颈癌等癌细胞均有显著的抑制作用。有趣的是，萝卜中的双链核糖核酸对口腔中核糖核酸酶的耐受性相当高，在吞咽中不易被降解，且无任何副作用。但萝卜煮熟后其有效成分被破坏，只有生吃细嚼才能使其中的有效成分释放出来。但需注意的是，生吃萝卜半小时内最好不吃其他食物，以防其有效成分被稀释。一般每日或隔日吃100～150克，生吃细嚼即可。白萝卜、青萝卜和“心里美”萝卜等所有十字花科萝卜都含有相同的干扰素诱生剂的有效成分（胡萝卜除外）。这一重大发现无可辩驳地证实了“药食同源”的伟大真理！

萝卜有消食、降气之功，对气管炎和咳嗽有疗效。所含木质素和辛辣味成分有防癌的功效。萝卜还能通便、抗菌、降胆固醇、预防胆结石形成，还可预防高血压和冠心病。萝卜中含萝卜酸，吃生萝卜丝加白糖可帮助戒烟。

3. 大豆

我国是大豆的祖国，被称为“大豆之乡”。5000年前大豆即是中华民族五大作物之一。我国共有食用豆类20多种，大豆含蛋白质40%、被誉为“田园里的肉”和“优质蛋白质的仓库”，是古今公认的食疗佳品。我国民间素有杂食的习惯，大米中缺乏赖氨酸，而豆类中赖氨酸丰富，吃豆饭就比单吃大米饭营养价值高。北京人常将玉米面和黄豆面混合成杂合面，黄豆所含蛋白质中赖氨酸、色氨酸含量较高，混合食用，就提高了食物的营养价值。这恐怕就是“五谷宜为养，失豆则不良”的科学解释吧！

1999年10月，美国食品药品管理局（FDA）宣布：“每天食用25克大豆蛋白（一两豆腐），可以减少患冠心病的风险”。这是FDA继续“水果、蔬菜、谷麦可以减少患癌症、冠心病的风险”等之后的第十一个声明！现代研究揭示大豆蛋白能降低人体血胆固醇含量，可减少患心脏病的危险。美国伊利诺伊大学营养专家对数十名血胆固醇高的男性进行了试验。将他们通常的蛋白质摄入量的一半用大豆蛋白替代，结果发现受试者

建议人们尽量减少吃煎鸡蛋，因为煎鸡蛋容易使鸡蛋变焦，变焦的鸡蛋会含有致癌物。

血胆固醇含量平均下降11.5%。豆制品中含有的大豆蛋白能大大降低人体血液中低密度脂蛋白的含量，有利于心脏的健康。

己烯雌酚是临床上广泛应用的雌激素。在美国，发现有相当数量年龄在18~20岁的姑娘颈部长出了肿瘤，这时人们才如梦方醒。原来当初这些女孩的母亲都曾因难以受孕而来求医，医生将己烯雌酚当作促进生育的药物给她们大量服用。这些姑娘颈部肿瘤发生的原因，就是由于她们的母亲在怀孕时服用己烯雌酚造成的。由于雌激素的靶器官是乳腺，所以滥用雌激素是西方乳腺癌高发的重要原因。巴西科学家研究发现，大豆中富含一种植物雌激素——异黄酮，作为大豆特有的植物雌激素，其化学结构同己烯雌酚类似，是动物雌激素的前体，对女性，特别是更年期妇女有重要的保健功能，而且没有动物雌激素的副作用。美国食品与药品管理局（FDA）宣传大豆的健康效用时指出：大豆异黄酮作为植物雌激素，可刺激乳腺和子宫内膜细胞的受体，其强度仅为自然产生或人工合成的动物雌激素的千分之一，所以只会作用于特定组织，是非常安全的。

近年上海市的统计资料表明，乳腺癌发病率呈不断上升之势。日本人因喜食豆类食物，乳腺癌发病率远低于美国，但移民美国的日本人由于饮食结构西化，乳腺癌发病率与美国人不相上下。大豆的祖国——中国出产的生态大豆含有相当高的异黄酮成分。经常饮用富含异黄酮的豆浆可以降低患乳腺癌、结肠癌和前列腺癌的风险。不难看出“可一日无肉，不可一日无豆”的古训，不仅是中华民族的生活经验之谈，也是有充分科学依据的。为此，国家组织实施了“大豆行动计划”。

4. 鱼类

中国有句谚语，“吃四条腿的不如吃两条腿的，吃两条腿的不如吃一条腿的”，指的是什么呢？“四条腿的”是形容猪、牛、羊等家畜，由于肉色红，有利于血红蛋白的形成，但其中胆固醇含量较高，多食对中老年人健康有一定的影响；“两条腿”的指鸡、鸭、鹅等禽类，肉色较浅；所谓——“一条腿的”，是指鱼类和蘑菇等菌类食品，鱼类含有较高的蛋白质和较低的脂肪，鱼肉纤维短，肉质细腻，容易消化吸收，是动物性食物中吸收率最高的；香菇、蘑菇一条腿，像一把小伞，热量低，富含多种营养素；木耳、银耳都属于菌类，除了给人体补充蛋白质外，还可以携带人体中的毒素排出体外，值得推荐。鱼是人类历史最悠久的食物之一。多食鱼肉不仅不会使胆固醇升高，相反还能够预防动脉粥样硬化和心血管疾病。鱼类含油脂量低，含蛋白质十分丰富，由于鱼的肌肉由纤细的单个肌群组成，肌群间有丰富的成胶物质，组织结构细腻柔软；鱼肉蛋白在胃蛋白酶的作用下，很容易分解为氨基酸，消化率高达98%。如果每星期食用280克鱼肉，可减少心脏病，乳腺癌和偏头痛的发生。鱼是健康的食品，从增强国民体质的角度看，吃鱼健脑强身，吃鱼利国利民。

5. 食用菌

食用菌蛋白质含量高，含有多种维生素，能增强人体对病毒性疾病的免疫作用。蘑菇所含蛋白质人体吸收率达88%，且必需氨基酸占氨基酸总量的38.8%，同时还含许多稀有的氨基酸。蘑菇含丰富的维生素、微量元素，以及已糖醇、戊糖醇、木糖醇、辛烯醇等。其所含干扰素诱生剂和多糖能增强人体免疫功能，抑制肿瘤的发生，被誉为“抗癌保健珍品”。

有关研究证实，香菇可降低血液中的胆固醇，对高血压和糖尿病有良好的疗效。特别是还含有能够防治癌症的成分。香菇多糖也已在临床用于抗癌治疗。

现代营养学家盛赞黑木耳为“素中之荤”。引人注目的是，它还是含铁丰富的补血食品。近几年发现黑木耳中所含的水溶性物质腺苷，具有抑制血小板凝集、降低血清三酰甘油和β脂蛋白、降低血液黏稠度、减少动脉粥样硬化和抗血栓形成等功能。故每日进食黑木耳15克，水泡发后，分早晚两次配菜佐餐，可防治高血脂、动脉硬化、高血压等疾病。

6. 绿茶

茶是当今世界三大饮料之一，中国是茶的故乡。“茶之为饮，发于神农氏，闻于鲁周公”便是古之写照。“神农尝百草，日遇七十二毒，得茶而解之。”茶叶神奇的解毒功能，使人们对它喜爱有加；魏、晋、南北朝以前，茶叶一直被当作药用。唐朝社会经济空前繁荣，饮茶风气遍及全

鸡蛋白当然有营养，但蛋黄营养更加丰富，丢掉不吃实在可惜。

国。绿茶作为草药，被记载在中国第一部药典、汉代的《神农本草经》中。唐代大医学家陈藏器在《本草拾遗》中称："诸药为各病之药，茶为万病之药"，足见茶之药功卓著。此后陆羽著《茶经》，茶叶逐渐成为中华民族广泛饮用的天然食品，并成为百姓居家过日子的"开门七件事"之一。

从传统概念上说，茶有驱散疲劳、清心明目、生津止渴、利尿止泻、清热解毒、镇咳平喘和消食减肥等功用。绿茶是未经发酵的茶，它保持了茶叶的天然特性，冲泡后青翠碧莹，色清，香醇，味美，是具有民族特色的茶叶种类。生活水平的提高，使一些人追求鱼肉荤腥、糖果甜食、香醇美酒等美味佳肴。这些食物食用后在体内可产生乳酸、尿酸等废物，致使血液 pH 值下降，形成酸性体质，出现疲劳、情绪急躁、胃肠闷胀、消化不良、呼吸加快、智力减退等慢性酸中毒现象。茶是优质的碱性饮料。饮茶后，茶水在体内迅速吸收与氧化，产生浓度较高的碱性代谢物，维持血液的酸碱平衡，使人体保持正常的弱碱性状态。

2005 年，英国诺利奇约翰·英尼斯中心（JIC）研究小组和西班牙穆西亚大学研究发现：茶叶中的多酚 EGCG 能够破坏双氢叶酸还原酶（DHFR），它是当今抗癌类药物的攻击对象。每天饮两到三杯绿茶的人血液中含 EGCG，使得癌细胞不易扩散。因为血液中的 EGCG 可以使癌细胞的 DHFR 失去活性，从而杀死癌细胞。这是人类首次清楚而又科学地解释了绿茶阻止癌细胞扩散的原因。

茶是碱性饮料，可调节人体酸碱平衡，并且抑制人体钙质的丢失，对预防龋齿、护齿、坚齿有益。常饮茶和用茶水漱口可杀菌、洁口、坚齿，也为古人的实践经验所证实。精通茶道的苏轼在《东坡日记》中记述："吾有一法，常自珍之。每食已，则浓茶漱口，烦腻即去，而脾胃不知。凡肉之在齿间者，得茶浸漱之，乃消缩，不觉脱去，不烦刺挑也。"这段养生之道告诉人们，每餐后以口浓茶漱口，有利于消化和口腔卫生，防病坚齿。

茶叶中的维生素 C 等能降低眼睛晶状体的浑浊度。经常饮茶可减少眼疾、护眼明目。用茶水洗脚不仅可除臭，还可消除疲劳。洗脚时把茶杯的水倒入脚盆，洗时就像脚上用了肥皂一样光滑，洗后顿感轻松舒服，疲劳就缓解了。

在中国，酒与茶从来就不是单纯的饮品，在口腹之外还承载着许多精神方面的含义。就心情而言——“白日放歌须纵酒”，酒的品格是热烈的。而茶的风格则是清静的，内敛的。饮茶可以更多的审已、自省，沟通思想，理解对方，创造和谐，增进友情。中国人的性格像茶，总是能够清醒、理智地看待世界，不卑不亢、执著而持久；在社会生活中强调相助相依，在友好和睦的气氛中共同进步。

当今各国医药界面对西药明显的副作用、抗药性日剧的形势，很多人都把目光投向东方，饮绿茶可明显降低血清及肝脏脂肪和胆固醇水平，有助于降低心脏病的发病危险，饮绿茶也有明显的抗癌作用。所以欧美越来越多的人改变原来饮用红茶的习惯，而饮用健康的绿茶。

• 对上班族的告诫 •

中国很多工作繁忙的人，吃得好、营养少；喝酒多、吃饭少；陪笑多、欢乐少；住房多，回家少。早饭不吃了，中饭凑合熬，晚饭撑个饱。久而久之，疾病就来了。

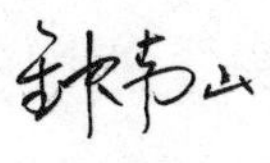

每天该吃多少肉

《吕氏春秋》指出：“肥肉厚酒……命之曰烂肠之食”。就是说进食动物性食物过多，膏粱厚味，肥甘酒酪，往往酿成湿热，蕴结脾胃，造成肠

从水果本身的成分和身体消化吸收的特性分析，建议成年人最好在每顿饭前吃水果。

胃受纳、运化失职，升降失常，胃脘痞闷。美国洛马·琳达大学医学院在“第七日创新计划”中，对272名美国居民进行的研究发现：爱吃肉的人比素食者早老性痴呆的发病率要高一倍，显示长期过量肉食对大脑健康不利。

牙齿结构凸显人类的饮食结构

由于经济水平所限，相当长一段时期，我国百姓膳食中动物蛋白和脂肪摄取量偏低；于是在一些人眼中，似乎高蛋白、高脂肪的饮食就是生活水平高的标志，所以以肉食为主的“洋快餐”备受推崇。某儿童电视节目的一位编导说：由于“洋快餐”的错误导向，孩子们都成了“肉食动物”，不仅不吃蔬菜，主食也吃得很少，家长对此都非常担心。那么孩子吃多少肉才合适呢？人有32颗牙齿，其中臼齿20颗，用于磨碎谷物、豆类和其他种子类食物；切齿8颗，用于咬食膳食纤维丰富的果蔬；唯独4颗犬齿是为了撕咬肉类所用。按照不同牙齿的比例，臼齿∶切齿∶犬齿 = 5∶2∶1。依此推算，人类正常食物结构中植物与动物性食物的比例应为7∶1。正是这个神秘的比例凸显了人类合理的膳食结构，这无疑是在数百万年进化过程中自然形成的。所以畜、禽、肉类每日摄取量应为50～100克（1～2两），英国营养学家则主张每日肉食量以85克为宜。同时每餐进食时千万别忘了，一定要搭配有足量的蔬菜，荤素搭配的食谱才能符合健康的需要。

“高肉食”的饮食结构危及民族生存

1994年8月23日，美国一家报纸刊登了题为《中国的人口爆炸将导致世界食品短缺》的文章，其中写道：“中国的高速工业化导致食品产量和需求迅速增加，现在中国已成为世界上最大的生肉消费国。中国人口每年增长1400万，但耕地面积却不断缩小，到2030年估计人口将达到近16亿！如果食品消费维持当前的水平，到那时就需进口3.05亿吨谷物。由于每年失去85万公顷耕地，加之水源短缺和污染、土壤侵蚀与温室效应的影响，到2030年将会引发严重的食品危机。”

预计2030年我国人口将达15.2亿，食物消费量接近日本现在的膳食构成水平，即人均年消费粮食175千克，蔬菜、瓜类120千克，水果45千克，干果2.5千克，食糖10千克，植物油9千克，动物油3千克，肉类40千克，蛋类15千克，奶类30千克，鱼产品15千克。中国现有人均农业资源仅为世界平均水平的1/3，在21世纪人口过多与农业自然资源严重短缺的矛盾将更为尖锐，我国农业将面临空前未有的严峻困难和挑战。预计2030年，中国粮食需求总量接近7亿吨，而世界粮食市场的出口资源仅为2.1亿~2.3亿吨，因此美国世界观察研究所所长赖斯特·布朗在他写的《谁来养活中国人》一书中，得出了“中国无法养活中国人”的结论，所以“21世纪，谁来养活中国人?”成为西方喧嚣一时的话题。

本世纪中国居民肉类消费持续增加，而生产1市斤鸡肉和猪肉需要分别投入约3~7市斤粮食，这种耗粮型的肉食生产无疑将给我国带来难以承受的巨大压力。众所周知，我国人均土地资源、水资源和能源都远低于世界平均水平，1995年美国能源消费按石油换算达每人每年7905千克，而中国仅为707千克。如果我国人均消费达到美国的水平，那么就几乎需要整个地球的资源。

面对人口众多、耕地日减，不可能有更多的粮食转化为肉类食品的严峻局面，中国人的消费欲望不能太高，在吃的方面绝不能盲目西化、仿效欧美“高肉食”、营养严重过剩、不健康的膳食方案。中国人民必须振奋民族精神，坚持中华民族的传统饮食习惯和膳食结构；保持艰苦奋斗和节俭勤劳的优秀传统，让“一粥一饭，当思来之不易；半丝半缕，恒念物力维艰”的古训世代相传。

“沙发土豆文化”威胁人类健康

1997年5月世界卫生组织（WHO）发布的报告指出：“不健康的生活方式——沙发土豆文化正在威胁人类健康”。意指坐在沙发上，边看电视边吃美式快餐，边看电视边吃炸薯条等“洋快餐”的不良生活方式危害人类健康。

医学研究发现，边吃饭边看电视，容易摄取过多的“垃圾食物”，从

饭前喝汤，苗条健康；进食减慢，多嚼慢咽；晚饭少吃，减肥诀窍；腹部按摩，减肥有效。

而缺乏足够的蔬菜和水果，不是导致肥胖，就是营养不良。儿童边看电视边吃的零食，常常是炸薯条、糕点、糖果、汽水等营养不均衡的食物。电视中绝不会出现蔬菜、水果的广告，看到的都是快餐食品，正是电视推销的“快餐文化”剥夺了儿童的健康；正是“沙发土豆文化”使美国家庭中看电视多的儿童比较少看电视的孩子从肉类摄取的热量超出6%，从零食中摄取的热量超出5%，从饮料中摄取的咖啡因竟高出一倍。电视对儿童饮食习惯和活动量造成的负面影响显而易见。边看电视边吃饭人们不会注意到究竟吃下了什么食物，甚至不知道早就吃饱了。调查发现，在电视机前吃晚餐的4年级至6年级的小学生中有50%体重超重。所以要向家长们大声疾呼：用正餐时一定要关掉电视，同孩子一起在餐桌旁进食，把注意力集中在用餐上，建立健康的家庭饮食习惯。

世界各国有识之士都认识到“沙发土豆文化”的危害，英国《泰晤士报》2002年2月2日以“普京要在俄罗斯消灭懒散的人”为题，报道了普京总统在俄罗斯弘扬健康的生活方式，发起的全民健身运动。他提出“把懒惰的人从沙发上赶到体育馆去!”同时他批评俄罗斯人花在烟酒上的钱比用于运动的多。现在俄罗斯约70%的男性吸烟，年轻男性常在早晨上班的路上就打开了啤酒罐，因此俄罗斯男子的平均寿命只有59岁。

膳食和就餐的“十大平衡”

要想保证健康，首先应该坚持平衡膳食，最好在中年以前就能养成注意膳食平衡、合理运动、日常生活有规律和不吸烟等良好习惯，以便保证有足够的健康储备。

下面就谈谈中华民族传统膳食及就餐的十大平衡。

1. 主副食比例适当，膳食的酸碱平衡

主食和副食的平衡是十分重要的，纵观中医文献，自古以来常用精、气、神充足来描述身体健康。精、气（氣）是生命的支柱，在这两个字中都包含有“米”字，中华民族祖先素有“世间万物米称珍”之语，可见先人从生活实践中已认识到五谷杂粮是须臾不可离的主食。

主副食比例适当是保证营养平衡的前提，即热能大部分取自碳水化合物，意味着各类主食——米饭、馒头、面包、麦片是膳食中能量和蛋白质的主要来源，植物性食物也提供了部分矿物质、微量元素、维生素和膳食纤维，每天需300～500克，即0.6～1市斤。为满足对膳食纤维的需要，应适量选择粗粮，如荞麦中不仅膳食纤维丰富，而且含苦味物质芦丁，对增强血管功能，治疗高血压、冠心病和糖尿病有疗效。

每个人都会有这样的体会：吃了过多的鸡、鸭、鱼、肉以后会感到发腻，殊不知这就是“轻度酸中毒”的表现。富含矿物质、膳食纤维的瓜、果、蔬菜是食物中的碱性食物；而富含蛋白质的鸡、鸭、鱼、肉属于酸性食物。无论日常生活或节假日，餐饮中都应掌握酸碱平衡，不可偏颇。只有平衡方可益补得当。如终日饱食膏粱厚味，酸碱失衡，将严重影响健康。膳食的酸碱平衡早已引起关注，大凡鱼、肉、海产品、贝类、蛋类等都是酸性食物，食用过多使血液从弱碱性转呈弱酸性，令人倦怠乏力，重则使人记忆力减退、思维能力下降。故欲避免上述状态，就得减少“山珍海味”，增加蔬菜、瓜果、豆类等碱性食物。特别是绝不能忽视菜肴的荤素搭配。

2. “杂食者，美食也”

人体需要的营养是多方面的。从人类的进化史看，必须有众多来源的食物才能满足营养平衡的需要。中国有食用蔬菜140多种，食用豆类20多种，能食用的动植物200多种。不同基因型的植物，能促使土壤中更多的营养元素进入自然食物链的循环。中国众多长寿老人以素食为主，食品多而杂，就很有说服力。日常膳食中食物的种类虽然是有限的，但在实际生活中摄取的谷物、蔬菜、水果与采摘的野生天然植物品种却是无限的，这也恰恰符合人类对多种营养素的需要。膳食偏简求精，实则有害无益，特别是对生长发育不利，偏食易造成微量元素（如铁、锌、碘）以及某些矿物质和维生素的缺乏。因此，除需注意食品色、香、味、形以外，更应提

长寿的两大秘诀：一是心胸开阔，性格随和，心地善良，脾气好；二是勤劳，爱劳动，爱运动。

倡食品来源的多样化。

著名营养学家李瑞芬教授曾谈到，为保持身体健康，每天要吃30种不同的食物！由于微量元素和某些维生素等微量营养素只能从外界摄取，体内不能自身合成或产生，因此杂食的重要性不言自明。正如古人所说："杂食者，美食也！"

3. "食宜暖"

"饮食者，热无灼灼，寒无沧沧"，指出了膳食的冷热平衡。"食宜暖"，生冷、冰凉的食物进食过多会损伤脾胃和肺气，微则为咳，甚则为泄。体虚胃寒的人，应少吃生冷食物，特别是夏日更应慎重。民间也强调"饥时勿急，空腹忌冷"；反之饮食也不可太热，否则容易烫伤胃脘、咽喉。

4. 食物寒、热、温、凉四性的平衡

根据"药食同源"的传统理论，同中药一样，食物同样有寒、热、温、凉四性之分。如绿豆性寒无毒，清热解毒，生津止渴；菊花苦平无毒，清热明目；羊肉大热无毒，补虚祛寒。西瓜则有"天生白虎汤"之誉，适用于发热、口渴、尿赤。食物的寒、热、温、凉必须保持平衡组合，中医说的"忌口"，也是根据食物的四性来决定的。体质偏热，如发烧、伴有急性炎症的患者，应忌吃羊肉、狗肉等热性食物，以免"火上浇油"。而体质虚寒，特别是胃寒、哮喘的病人，应忌食猪肉、鸭肉、绿豆、竹笋等寒凉性食物。若片面追求高蛋白、高脂肪的食物，忽视食物各自的性味，不但于健康无补，还能引起旧病复发。

5. "五味调和，不可偏嗜"食物五味的平衡

食物有甘、酸、苦、辛、咸五味，饮食的五味要配合得当，即五味调和才能相得益彰，日常膳食中，甘、酸、苦、辛、咸五味调配得当，可增进食欲，有益健康，反之则会带来弊端。如甜食有补气血、解除肌肉紧张和解毒功能，但甜食过多易影响食欲；酸味健脾开胃、可增强肝脏功能，但过食酸味会使消化功能紊乱。苦味可除湿、利尿，对调节肝、肾功能有益，但苦味过浓会引起消化不良；辛辣味能刺激胃肠蠕动，增加消化液分

泌，促进血液循环，但过食辛辣对眼疾、口腔炎及痔疮、便秘不利。

中华民族传统营养学主张“谨和五味，骨正筋柔，气血以流，腠理以密，如是则骨气以精，谨道如法，长有天命”。意思是说，注意饮食五味的调和，就能使骨骼正直筋脉柔和，气血流通，人体的健康方可得到保证。

6. “食宜细缓，不可粗速”

咀嚼是摄食及消化的重要环节，缓嚼慢咽，能使唾液大量分泌，唾液中的淀粉酶可帮助食物消化、溶菌酶和一些分泌性抗体可杀菌解毒。唾液在咀嚼过程中与食物混合，以及细嚼将食物磨碎，都可促进食物的消化和吸收。而缓食又能使胃、胰、胆等消化腺得到和缓的刺激，令其逐渐分泌消化液，避免出现因“狼吞虎咽”，而使消化器官难以适应的状态。因此，牢记“食宜细缓，不可粗速”，掌握就餐的快慢节奏十分重要。

进餐时细嚼慢咽方可让唾液施展身手。人每天约分泌1～2升唾液，其中含有球蛋白、黏蛋白、氨基酸、溶菌酶、淀粉酶、生长激素、钾、钠、钙等有益物质，具有助消化、抗菌、抗衰老、消炎、免疫等多种生物功能。因此，进餐时应该细嚼慢咽，让唾液将食物充分拌和后再咽下，不仅有益消化，更具有预防消化道癌的作用。研究也发现唾液的新功能——解毒防癌。

7. “饮食以时”

每个人的饮食量，根据年龄、性别、体质、工作种类不同各异。摄食不足，气血得不到足够的补充，就会出现全身乏力、气短等症状。但饮食过度，超过脾胃承受能力，导致脂肪堆积，也会引起“富贵病”。“饱食伤肠胃”，饮食忽多忽少，还会造成胃溃疡的发生。因此千万不要饥饱失常，要注意“吃到八分饱”。

“凡食之道，无饥无饱，是之谓五脏之葆”，古人主张“先饥而食，先渴而饮”；饥不可太饥，饱不可太饱，这就是饥与饱的平衡原则。每日饮食时间要有规律，即“饮食以时”。我国传统的一日三餐制是符合科学道理的，早餐应当保证，而且要注意吃好，废止朝食论是不可取的。“一日之计在于晨”，上午是脑力和体力劳动的关键时间，早餐马马虎虎、瞎凑合，九十点钟就会饥肠辘辘，大脑兴奋性降低，注意力不集中，工作和学习效率下降。同时由于胃排空后，夜间分泌的胃酸需要早餐吃下的食物中和，如不吃早餐，胃酸就会刺激胃壁，所以是胃溃疡等胃肠病发生的诱因。

一日三餐如何吃，存在许多误区。最典型的便是“早餐要少、午餐要好、晚餐要饱”，它的谬误虽然早已被证实，但在日常生活中，仍有许多人没有走出这个怪圈。常常是“早餐马虎、中餐凑合、晚餐全家福”，而科学的吃法应该是“早餐要吃好、午餐要吃饱、晚餐要吃少”。三餐的分配要根据生理状况和工作需要来决定，如果一天吃500克主食的话，早晚各吃150克、即3:4:3的分配比例比较合适。在现实生活中许多人采用2:4:4；甚至1:4:5的分配比例。殊不知“晚餐少一口，活到九十九”，晚餐“少吃一口，舒服一宿”。晚餐进食过多，对健康无益。

8. “食前忌动，食后忌静”

就餐前后动与静的平衡同样也很重要，因为每天饮食中摄入的各种食物及营养与其身体的热量消耗之间需要保持平衡。《论语·乡党》中说：“食不语，寝不言”。《千金翼方》中说：“食勿大言”，“及饥不得大语”。说明进食过程中宜静而专致，不可高谈阔论、分心，以利食物的吸收和消化。古人言“饮食即卧，不消积聚，乃生百疾”，所以饭后要适当活动，俗话说“饭后百步走，能活九十九”，说明进食之后，缓行散步有利于健康。

9. “胃好恬愉”，进食中情绪的平衡

“胃好恬愉”，进食前和进食中保持平静愉快的情绪有利于消化功能正常进行，对健康有益，相反会危害脾胃。《素问·举痛论》中说：“怒则气上，喜则气缓，悲则气消，恐则气下，惊则气乱，思则气结”。古人说：“食后不可便怒，怒后不可便食”，很难设想，人体在气血紊乱的情况下，还能保证消化功能正常进行，所以进食过程中一切反常的情绪都应排除。《勿药元诠》也指出：“怒时勿食，食时无怒”。民间也有“气恼勿食，忧郁慢用”之语。

音乐对于消化功能有很大的影响，《寿世保元》一书中说：“脾好音声，闻声即动而磨食”。道家不仅在其著作中有“脾脏闻乐则磨”之说，还有一整套“音符”和“梵音”的秘传，奏出柔和清悦的音乐配合进食。

10. 能量入与出要平衡

进食量与体力活动平衡，又可以说是能量入与出的平衡。导致肥胖的根本原因是能量的摄入与消耗不平衡。如能做到“量腹而受”，热量就不会储存；否则，摄入热量超过机体消耗的需要，结果必然导致肥胖。现代医学知识告诉我们，人类花了100万年才完成了进化，从猿到人。人体的结构就是为步行设计的，加之步行的运动量容易掌握，不像跑步等其他运动，一旦过量就会有副作用，甚至诱发猝死。

为防止热量摄入过度，所谓油脂、糖、酒等“纯热能食物”都要控制摄入。各种小食品，含酒精、含糖饮料，冰淇淋，果酱，奶酪等都是糖、脂肪和酒精的来源。由于油脂热量最高，每日摄取25克（半市两）即可。有条件的家庭应该买个体重秤，每天测量体重的变化，将体重稳定地控制在合理的范围内，对保证健康非常有益。

合理选料，科学配餐

所谓科学配餐就是根据食物的形状、结构、化学成分、营养价值、理化性质进行合理选料，合理搭配。首先是配餐的品质，配餐的色、香、味、形；第二是配餐的营养素种类与数量，使每一份菜和每一桌菜的各个不同菜肴间营养成分相互配合，满足食用者的生理需要，并达到合理营养的目的。这种配餐方法就可以称为科学配餐。在这里我们谈谈如何科学配餐。科学配餐的原则有以下5点：

（1）确保每日膳食中有合理的食物结构，各种食物及营养素种类齐全、数量充足、比例适当，满足营养平衡的要求。三大营养素即蛋白质、脂肪、碳水化合物占总热量的百分比应分别是10%～15%、20%～30%、60%～65%。

（2）一日三餐的热量应当与工作强度相匹配，避免早餐过少，晚餐过多的弊病。热量分配以早餐占全日总热量的25%～30%、午餐占40%、晚餐占30%～35%较为适宜。

（3）保证富含优质蛋白质和脂肪的食物供应量。除由粮食提供一部分外，所需蛋白质总量的1/3～1/2必须由肉类、蛋类、大豆等优质蛋白质食物供给。此外每天应搭配有部分动物脂肪，这通过食物中肉类的搭配就可以解决，如猪的后臀尖肉含有30.8%的脂肪、后肘肉含脂肪28%，一般瘦猪肉含脂肪量为6%～8%左右。

（4）蔬菜的供给量一般每人一天约500～600克左右，水果100～200克左右。蔬菜中最好要有一半是绿色或有色蔬类，同时蔬菜品种应尽量多样化。若新鲜蔬菜中维生素C含量不足或在烹调中损失过多，则应适当补充富含C的新鲜水果。

（5）主食要做到粗与细、干与稀的平衡；副食要做到生熟搭配、荤素搭配平衡。由于烹调原料的品种、食用部位不同，所含营养素的种类和数量也不同。所以食物不要太单一，一天内或一星期内达到平衡即可。日常膳食中，要提倡荤素搭配、粮菜兼食、粮豆混合、粗粮细作等方法来调配一日三餐，以提高食物蛋白质在人体内的消化吸收率。

以下3点值得强调：

（1）膳食中搭配的食物种类越多越好。一日三餐都要提倡食物多样化，这样不仅能提高食欲，促进食物在体内的消化吸收，而且食物中的氨基酸种类齐全，也能充分发挥蛋白质的互补作用。

（2）食物的种属越远越好。最好包括鱼、肉、蛋、禽、奶、米、豆、菜、花、果，还有菌、藻类食物，组合搭配，混合食用。将动物性食物与植物性食物搭配在一起，比单纯用植物性食物之间进行搭配组合更有利于提高蛋白质的营养价值。

（3）最好是几种食物同时吃。这样可以摄入人体所需要的各种氨基酸，吸收的部分氨基酸重新合成、能够构成人体需要的组织蛋白质。

老年膳食重在“变”字

老年营养侧重点

老年人由于衰老过程的特殊性，在摄入营养时应侧重以下几方面：

（1）蛋白质：衰老过程蛋白质以分解为主、合成减慢。虽然老年人需要蛋白质较多，但因消化能力弱、肝肾功能差，所以饮食中植物性蛋白质（豆类）和动物性蛋白质各占一半为宜。

（2）水分：老年人体内水分逐渐减少，体内水分不足易发生便秘，也易发生痔疮，故平时应适量多喝些开水。

（3）富含抗氧化剂的食物：饮食中的抗氧化剂包括维生素 A、C、E 以及微量元素硒等，这些物质对抗衰老、抗病十分重要，其特点是增强机体的免疫系统。故老年人应多喝绿茶、菊花茶，多吃新鲜蔬菜、水果。

（4）钙质：老年群体常伴有骨质疏松的发生，因此饮食中应增加钙，同时要安排适当的户外活动，以便机体能够合成足够的阳光维生素——维生素 D，以保持骨骼强健。营养学家建议，老人每日饮 3 杯豆浆或脱脂乳，可保证每日必需的 1000 毫克钙量。

老年食谱品种求“变”

一日三餐是获取身心健康的物质基础，安排老年人的食谱绝不应固守一种模式，而要勤于变化。饮食养生的要旨之一，是要求保持营养平衡。所以每天最好安排 30 种食物以备选择，至少也要吃 20 种以上的食物才能达到膳食平衡的目的。仅以矿物质与微量元素为例，数量多达几十种，分布极其广泛。如果食物每天都一样，不仅影响口味，降低食欲，更糟糕的是会造成某些营养成分的不平衡，甚至缺乏，从而埋下患病的祸根。

适当吃一些胆固醇含量较丰富的食品，如海鱼、鸡蛋、动物内脏等，有利于延年益寿。

老年食谱三餐求“变”

一日三餐的进食时间不同，人体的生理过程也在发生变化，故食谱应作相应调整，以适应节律的改变。其目的在于保障健康、提高工作效率。

早餐坚持低糖低脂的原则，选择瘦肉、禽肉、蔬菜、果汁、低脂奶，辅以谷物、面食。午餐以高蛋白食物为主，美国心理学家斯普林观察发现，40 岁以上的男女，在进食含碳水化合物为主的食品（如面食）后 4 小时内，精力比不上那些以摄入蛋白质食物为主的人。奥妙在于蛋白质进人体内后会分解出酪氨酸，进入脑后转化成使人振奋的多巴胺与去甲肾上腺素，从而使人精力充沛。

晚餐应以高糖、低蛋白食物为主，同时应该控制进食量——“少吃一口，舒服一宿！”因为糖类会增加血清素的分泌，可防止失眠。肉类、蛋类等高蛋白质的食物宜加以限制！但如果晚上需要加班，则适当增加高蛋白的食物则又成为必要之举了。

老年食谱四季求“变”

一年四季气候变化很大，故食谱应有所不同。春季要突出温补阳气类食物，如选择葱、蒜、韭菜等蔬菜。根据“春日宜省酸增甘，以养脾气”的原则，大枣、瘦肉、禽蛋、鱼、豆类等亦是佳品。夏季要注意补足水分和钠、钾、钙、镁等矿物质，蛋白质及维生素 B、维生素 C 等。蔬菜每天不少于 500 克，豆腐不少于 100 克，鸡蛋 1 个，少量瘦肉；应少吃油腻食品。另外夏季苦瓜等苦味食物值得推荐。秋季易使人产生“秋燥”症状，如咽干、唇裂、口渴、便秘等，饮食要点是养阴润肺，芝麻、蜂蜜、梨、莲子、银耳、葡萄、萝卜类为度秋佳品。老年人秋天饮食调养应以“清润”为宜。秋季易伤津液，故平时要多饮些开水、淡茶、豆浆以及牛奶。还应多吃些萝卜、西红柿、豆腐、柿子、香蕉等，这些食物具有润肺生津，养阴清燥的功效，同时要禁烟、酒及辣椒等燥热之品。暮秋时节，精气开始封藏，进食滋补食品较易被机体消化、吸收和藏纳，有利于改善脏器的功能，增强素质。对体弱多病的老年人，更有康复祛病和延年之效，可适当吃些鸡、鸭、牛肉、猪肝、鱼虾等以及莲子、大枣之类的食品。冬季是闭藏之令。进食要点是“保阴潜阳”，即多吃敛阳护阴的食物，如胡麻仁、龟、鳖、莲藕、木耳等。天气寒冷，宜增加热量，加强抗寒能力，故狗肉、羊肉等高热量食物不可冷落。另外，冬天应多吃些新鲜蔬菜，以免维生素缺乏。

“人衰先走脑，脑衰人自老”

世界卫生组织提出，评价人体衰老的首要指标是脑衰老。保持脑功能强健、思维敏捷，就延缓了衰老。一个人从胎儿时期直到老年，都存在着健脑益智的问题。大脑受到饮食的极大影响，因为脑细胞比其他体细胞对营养状态更敏感，其功能无时无刻不在受到膳食营养状态的左右，不合理的营养会导致脑力减退。

中医非常重视“健脑益智”，认为，“脑为髓之海”，而“精生髓，髓养脑”，故凡能补充、增加人体阴精的食物，都有一定程度的补脑作用。事实证明，长期坚持摄入益智膳食，不但会改变全身营养状况，改善性情，还可提高智商。益智食物是指一些能够使人思维敏捷、加强记忆力的食物。文献记载，下列具有填精补脑功能的食物均能益智。如核桃仁形状似脑，是著名的象形药食；黑芝麻能养肝血，滋肾阴、益脑髓，芝麻含丰富的油脂和芝麻素、芝麻油酚；富含卵磷脂的大豆等食物也都具有营养脑细胞的作用。海参因补益作用类似人参，故名海参，它是高蛋白、低脂肪、低胆固醇的食品，每100克干海参中含蛋白质高达76.5克。若脑神经细胞缺乏蛋白质，在学习时就会注意力涣散，精神不易集中，理解力和记忆力都下降。中医认为，海参益气滋阴，有养脑益智的作用。《寿亲养老新书》中对牛奶有如下记载：“牛奶最宜人，平补血脉，益心……老不衰”，这里“老不衰”就是指脑功能强健。此外著名的养生菜肴“天麻鱼头汤”也有良好的健脑益智功效。

吃软不吃硬，诱发脑痴呆

随着生活水平提高，烹饪技术的精湛，人们越来越讲究“食不厌精”。食物一旦过“精”，就失去了“个性”，无论是坚果还是竹笋，都烧得柔软可口，不费气力就可以吃下去，餐桌上的菜肴几乎都是不必费力咀嚼的食物。然而，食物过软并无好处，因为咀嚼食物时，不仅刺激唾液分泌、口腔中咀嚼肌的反复收缩运动，也可促进脑部血液循环，加快脑细胞的新陈代谢。大脑若不经常刺激，就会退化、萎缩，这就是古人常说的“用进废退”的道理。

我们所讲的对大脑进行刺激，不仅是让大脑思考问题，还要充分发挥牙齿咀嚼功能，以刺激大脑、延缓其衰老。只吃柔软的食物，则会使头脑活力下降、诱发痴呆。为此，建议老年人的食谱中，最好配备一两样比较硬的食物，如油煎花生米与油炸面筋、煮黄豆、爆炒菜干，可以连骨头嚼碎吃的小鱼干，脆生生的酱菜与凉拌黄瓜等。平日吃零食不妨也买点相对比较脆、硬的食品，运动一下腮帮子，别让牙床太轻松，这样才有利于启动大脑中的脑细胞，防止它因“懒惰”而衰老、退化。当然，对于牙齿不太好、性子急、吃起饭来狼吞虎咽，来不及嚼就吞下去的人来说，可以要求他在进食时做到细嚼慢咽，并有意识地增加食物咀嚼的力度，同样也能达到健脑的目的。

“多寿只缘餐饭少”

人体所需的总能量中，糖类所占比例最大，体内贮存的糖类仅能供给全天需要热量的60%，因此必须按餐供给适量糖类食物，否则就要动用体内储备的脂肪，甚至蛋白质来满足机体对能量的需要。淀粉是人类食物中最重要的糖类物质，消化时，淀粉水解的最终产物是葡萄糖。大脑活动时，几乎全部能量都是由葡萄糖提供的；由于大脑里没有贮备的糖原，因此一旦血糖浓度下降，脑组织就会因能源缺乏而发生功能障碍，出现饥饿感、头晕、心悸、出冷汗等。所以，我们首先要注意保证营养需求；但另一方面，又应当防止三餐顿顿过量饱食的不良习惯。古话说“饮食自倍，肠胃乃伤”，饱食会使得血液过久地滞留、存积于胃肠，以帮助消化，因此会引起大脑缺血、缺氧，从而妨碍脑细胞发育，降低智商。更糟糕的是，饱食可诱发大脑中一种叫做酸性纤维芽细胞生长因子的蛋白质大量分泌，该因子可促使血管内皮细胞增殖，造成管腔狭窄、供血能力减弱，从而加重脑缺氧。除适量节食外，目前尚无有效药物能限制这种损伤脑组织和脑功能的物质分泌。

预防胜于治疗

研究资料表明，一个人一年吃的食物加上水，大概总重量有1吨之多！所以，如果膳食不平衡，那我们就每天都在损害健康。

有一项研究表明，在疾病的预防工作上，花1元钱，就可以节省8.5元的医疗费和100元的抢救费！人在晚年的医疗费用占了我们生活的40%，而相当一部分的钱是什么时候花的呢？是死前28天花的抢救费用。所以重视养生保健的结果是什么呢？

就是：个人少受罪，儿女少受累，节省医药费，造福全社会！

1988年1月，全世界一流的学者、全世界诺贝尔奖获得者在巴黎开会的时候发表的一项宣言中称：“如果人类要在21世纪生存下去，必须回首2500年前，去吸取中国孔子的智慧。”2001年7月在维也纳召开了第十七届国际营养学大会。这个会议得出了一致的学术观点，就是——“食物是最好的药物”。伟大的民主革命先驱者孙中山先生也曾经说过：“我中国近代文明，事事皆落人之后，唯饮食一道之进步，至今尚为文明各国所不及。”

饮食搭配营养多

合理的饮食搭配能帮助人体吸收更多的营养，然而，很多日常生活中

酸奶含有乳酸菌，蛋白质在乳酸菌的分解作用下能被人体吸收98%，几乎是牛奶的3倍。

我们习以为常的配菜方案却是严重违背营养科学的原则，不仅会妨碍营养的吸收，还会对身体产生危害。以下是由营养学专家为您推荐的10种上佳饮食搭配，让您的生活更加健康。

松花蛋配姜醋汁

这样不仅可以利用姜辣素和醋酸来中和松花蛋的碱性，除掉碱涩味，而且可以利用姜醋汁中含有的挥发油和醋酸，破坏松花蛋在制作中使用的一种有毒物质黄丹粉，以及蛋白质在分解中产生的对人体有害物质。

豆腐和鱼

豆腐中的蛋氨酸含量较少，而鱼类体内这种氨基酸含量非常丰富，相对苯丙氨酸却比较少，而豆腐中则含量较高。两者合起来吃可取长补短，提高营养价值。

羊肉和生姜

羊肉具有补气和温肾阳的功效，而生姜具有止痛祛风湿的作用。两者搭配食用不仅能够去掉羊肉的腥膻味道，同时又能增强羊肉的温肾阳功效。

猪肝和菠菜

猪肝中富含叶酸、维生素 B_{12} 以及铁等造血原料，菠菜也含有较多的叶酸和铁，同食两种食物，可起到互相补充促进的功效，可以用于身体补充铁元素，防治贫血。

菠菜和黄豆芽

菠菜含有丰富的维生素 C，黄豆芽富含维生素 B_2，若用黄豆芽炒菠菜，则两种维生素均可获得。

鸭肉和山药

鸭肉可以补阴，并能够消热止咳。而山药的补阴作用更强，与鸭肉伴食可消除油腻，同时可以很好地补肺。对于体质虚弱者，可补阴养肺。

瘦肉和大蒜

瘦肉中含有维生素 B_1，与大蒜搭配，不仅可以增加人体对维生素 B_1 的吸收量，延长维生素 B_1 在人体内的停留时间，还能促进血液循环，尽快消除疲劳，增强体质。

红葡萄酒和花生

红葡萄酒中含有阿司匹林的成分，而花生米中含有对人体有益的化合物白梨醇，二者同食能预防血栓形成，保证心血管通畅。推荐60岁以上人群食用，有益于心脏，可预防脑血栓等疾病。

芝麻和海带

芝麻能改善血液循环，促进新陈代谢，降低胆固醇。海带含有丰富的碘和钙，能净化血液，促进甲状腺素的合成。二者同食则美容、抗衰老效果更佳。爱美的女性朋友们要经常食用哦！

豆腐、蘑菇和蒜、葱

豆腐富含植物蛋白，营养丰富，蘑菇有提高人体免疫力的功效，而葱、蒜具有杀菌、消炎作用，能降血脂、降血压、降血糖，同食可起到舒张小血管、促进血液循环的作用，有益于人体心血管的健康。

【专家提示】

日常生活中我们可以根据年龄进行饮食搭配，来达到防病健身的目的。

35～45岁　这个年龄段的人，身体的各种代谢速度开始放慢，应当注意多吃一些干果、粗杂粮、大豆、新鲜水果等。同时，要主动减少高甜低营养的食物，如糖果、点心等，适量控制动物脂肪的摄入。

45～60岁　这个年龄阶段跨越比较大，不少人由于过度疲劳等原因，开始出现某种疾病与身体不适。因此要根据实际疾病以及身体不适的表征进行合理膳食搭配。对于脂肪肝患者，应当合理控制热量摄入，限制脂肪类食品，不吃动物内脏、蛋黄等。对于高血压人群，应当控制盐量，每日5～6克，多食一些富含钾的食物，如杏干、豆类和干果，多吃蔬菜和水果。

对于女性朋友来说，这个阶段也是绝经期的时间，应当多食用一些富含钙的食品，预防骨质疏松的发生，同时还应多食用一些大豆及豆制品，

少用油煎、油炸的方法烹调，油蒸汽中含有致癌物质芳香羟、苯并芘。

并适量补充维生素E。

这个阶段的男性患前列腺病的危险增大，因此可以多食用一些富含锌、维生素E以及不饱和脂肪酸的食品，如芝麻、瘦肉等。

60～65岁 随着人体进入老年阶段，所需的热能开始减少，要注意补充维生素D。

65岁以上 这个年龄阶段的老人，一般会出现镁和钾的缺失。还有部分老人会缺少维生素C、铁和B族维生素，因此要在饮食中补充。

同样，这个年龄阶段容易发生心脏病、中风等疾病，因此需要含有丰富抗氧化物的饮食搭配，如水果、蔬菜、植物油、鱼和低脂肪动物的肉类等。

日常饮食搭配禁忌八则

吃，真是一门大学问。我们讲了美味的营养搭配，有好的搭配自然也有不利健康的搭配，各种美食之间，常常相冲相撞。如果将这些相冲撞的食物同食，不但得不到美的享受，反而会损害身体，所以应该避免这种情况的发生。

（1）啤酒忌白酒。啤酒中含有大量的二氧化碳，容易挥发，如果与白酒同饮，就会带动酒精渗透。有些朋友常常是先喝了啤酒再喝白酒，或是先喝白酒再喝啤酒，这样做实属不当。最好多饮一些水，以助排尿。

（2）酒精忌咖啡。酒中含有的酒精，具有兴奋作用，而咖啡所含咖啡因，同样具有较强的兴奋作用。两者同饮，对人产生的刺激甚大。如果是在心情紧张或是心情烦躁时这样饮用，会加重紧张和烦躁情绪；若是患有神经性头痛的人如此饮用，会立即引发病痛；若是患有经常性失眠症的人，会使病情恶化；如果是心脏有问题，或是有阵发性心动过速的人，将咖啡与酒同饮，其后果更为不妙，很可能诱发心脏病。

（3）解酒忌浓茶。有些朋友在醉酒后，饮用大量的浓茶，试图解酒。

殊不知茶叶中含有的咖啡碱与酒精结合后不但起不到解酒的作用，反而会加重醉酒的痛苦。

（4）鲜鱼忌美酒。含维生素 D 高的食物有鱼、鱼肝、鱼肝油等，吃此类食物饮酒，会减少人对维生素 D 吸收量的六七成。人们常常是鲜鱼佐美酒，殊不知这种吃法却丢了上好的营养成分。

（5）虾蟹类忌维生素。虾、蟹等食物中含有 5 价砷化合物，如果与维生素 C 同食，会令砷发生变化，转化成 3 价砷，也就是剧毒的砒霜，危害甚大。长期食用，会导致人体中毒，免疫力下降。

（6）牛奶煮沸时忌加糖。牛奶中所含的赖氨酸在高温下与果糖结合成果糖基赖氨酸，不易被人体消化。

（7）菠菜忌豆腐。菠菜中所含的草酸，与豆腐中所含的钙产生草酸钙凝结物，阻碍人体对菠菜中的铁质和豆腐中蛋白的吸收。

（8）牛奶忌朱古力。朱古力中含有草酸，与牛奶中所含的蛋白质、钙质结合后产生草酸钙。一些人食用后会发生腹泻现象。

以上就是八种常见的错误饮食搭配，对照一下，看看您的生活中有没有类似的错误？请及时纠正错误的饮食观念，让我们吃得更加健康！

健康饮食的讹传与真相

科学饮食始终是人们注意与关心健康的首选问题。尽管如此，人们对饮食往往存在不少偏见、有害的习惯和值得怀疑的建议。对此，现代人亟须建立饮食文明的观念，使饮食文明成为现代文明与健康不可分割的一部分。

不吃东西有助于减肥——错误。长时间不进食会导致人体内胰岛素生成紊乱，而胰岛素正是帮助细胞吸收糖分的关键，因此不进食反而会使人发胖，适得其反。

牛奶和豆类混食有毒——错误。无论是牛奶还是豆子在被消化时都会

蛋白质与脂肪一旦被烤焦，便会产生苯并芘，这是一类重要的化学致癌物质。

在体内释放大量气体，刺激肠道蠕动。将二者混食会引起腹痛等症状，但不存在毒性。

牛奶能治疗胃溃疡——错误。牛奶能中和消化道中的酸性物质，因而能暂时缓解疼痛，然而牛奶中含有的钙反而会增加上述酸性物质，结果就是一段时间后疼痛症状更加明显。

用加热过的洋葱摩擦腹部能减缓腹痛——部分错误。热量能使内脏器官肌肉得到放松，进而减缓疼痛感。实际上用一袋温水就够了，而且还不必去闻洋葱那令人反感的气味。

生鸡蛋倒入啤酒或橙汁里更有营养——错误。生鸡蛋不容易消化，而且在营养价值上同煮熟的鸡蛋没有区别。

吃豆芽丢弃豆瓣——错误。有人在吃豆芽时只吃上面的芽而将豆瓣丢掉。事实上，豆瓣中含维生素 C 比芽的部分多 2 ~ 3 倍。再就是做蔬菜饺子馅时把菜汁挤掉，维生素会损失 70% 以上。正确的方法是，切好菜后用油拌好，再加盐和调料，这样油包菜，馅就不会出汤。

用小火炒菜营养损失少——错误。维生素 C、B_1 都怕热，怕煮，据测定，大火快炒的菜，维生素 C 损失仅 17%，若炒后再焖，菜里的维生素 C 将损失 59%。所以炒菜要用旺火，这样炒出来的菜，不仅色美味好，而且菜里的营养损失也少。烧菜时加少许醋，也有利于维生素的保存。还有些蔬菜如黄瓜、西红柿等，最好凉拌吃。

吃菜时不要喝汤——错误。许多人爱吃青菜却不爱喝菜汤，事实上，烧菜时，大部分维生素溶解在菜汤里。

炒菜时多吃蔬菜——错误。有些人为了减肥不食脂肪而偏爱和肉一起炒的蔬菜。研究发现，凡是含水分丰富的蔬菜，其细胞之间充满空气，而肉类的细胞之间却充满了水，所以蔬菜更容易吸收油脂，一碟炒菜所含的油脂往往比一碟炸鱼或炸排骨所含的油脂还多。

吃素不吃荤——错误。时下素食的人越来越多，这对防止动脉硬化无疑是有益的。但是不注意搭配、一味吃素也并非是福。吃素至少有四大害处：一是缺少必要的胆固醇，而适量的胆固醇具有抗癌作用；二是蛋白质摄入不足，这是引起消化道肿瘤的危险因素；三是核黄素摄入量不足，会导致维生素缺乏；四是严重缺锌，而锌是保证机体免疫功能健全的一种十分重要的微量元素，一般蔬菜中都缺乏锌。

劳累后补鱼肉——错误。体力劳动或剧烈运动量后，有许多人要吃大鱼大肉等油腻食品来补养。这种做法是不健康的，因为大鱼大肉为酸性食物，可使血液酸化，加之运动后产生的大量乳酸物质，会引起机体酸中毒，加重疲劳程度。

水果当正餐是健康时尚——错误。时下，有些爱美怕胖的女士，中午只吃个苹果或香蕉，就算正餐了。绝大部分水果所含蛋白质、铁、维生素B_{12}很少，长期以水果当正餐易导致贫血或营养不良。

吃醋可使血管滑润——错误。近年来许多地区兴起了喝醋风，有些人甚至以醋代酒，殊不知，少量食醋有益健康，大量喝醋却会改变胃液的pH值，损伤胃粘膜，引发急性胃炎或胃溃疡等，甚至可以引起血液酸度升高，造成酸中毒。

酒足饭饱就是福——错误。过去人们有一种误解，认为酒足饭饱就是福。研究证明，酒足饭饱不但非福，还会给机体带来诸多祸害：一是加重胃、肠、肝、脾等消化器官的负担；二是极易产生疲倦；三是患有胃和十二指肠溃疡、胆总管结石炎症或慢性胰腺炎等病症者，可诱发急性消化道穿孔、急性胆囊炎、急性胰腺炎等外科急腹症的发生，给患者带来创痛。

维生素吃得越多越有助健康——错误。这种做法不但错误，而且非常危险！维生素可分为水溶性和脂溶性两种，脂溶性维生素如维生素A、维生素D等摄入过多时，不能通过尿直接排出体外，易在体内大量蓄积，引起中毒。如长期口服大量维生素D，可导致高血钙症、厌食、恶心、呕吐、弥散性肌肉乏力、肌肉疼痛等。

维生素可以包治百病——错误。维生素种类较多，功能各异，不仅对治疗维生素缺乏病有特效，而且对其他一些疾病也有辅助治疗作用。但有些人却夸大了维生素的作用，不管生何种病，都把维生素当作万能品，这也是对维生素的一种错误认识。如果机体不缺乏维生素，无论患何种病，

舌苔白、舌质淡白，多是有寒，为阳气不足导致的虚寒体质。可服用红参、黄芪煎水当茶喝。

服用维生素都是一种浪费，甚至会加重病情。

蔬菜和维生素可互相代替——错误。其实，一方面维生素不能代替蔬菜，因为蔬菜中的维生素是按一定比例存在的天然成分，是多种维生素的集合体；而维生素制剂多数是人工合成的，两者在性质上会有所差别。蔬菜中还有一些虽然不是维生素但对人体的作用与维生素类似的天然物质如叶绿素等，所以蔬菜对健康的作用更全面；当然蔬菜中还含有矿物质、微量元素、碳水化合物、纤维素等非维生素类营养成分，营养更全面。因此，想用维生素制剂代替蔬菜几乎是不可能的。另一方面，蔬菜也不能代替维生素制剂。以维生素C为例，据统计目前我国有约30%的人缺乏维生素C，这是因为，要达到身体需要，每天要吃一斤的蔬菜和半斤的水果，包括辣椒、菠菜、西红柿、菜花、苦瓜等以及水果中的柑橘、红果、草莓、橙子、猕猴桃和酸枣，并且，要深色和浅色各占一半，这很难做到。

• 减肥误区 •

有些人为了减肥，只吃副食不吃主食，这是十分错误的。殊不知“脂肪只能在碳水化合物的火焰中燃烧”。

赵霖

膳食选择，男女有别

在选择膳食方面，我们不仅要考虑到营养的合理搭配，还要考虑到男女性别的不同。了解这些才能有助于我们合理健康地选用食物，促进身体吸收。

益于男性健康的食品

西红柿

男性经常食用熟西红柿能降低前列腺发病率45%，这是因为西红柿中含有番茄红素、维生素C、维生素E、硒、膳食纤维等。吸烟时，有抗癌功效的胡萝卜素的结构都会发生变化，而番茄红素却保持不变。

香菇

对于经常饮酒又不胜酒力的男性而言，多吃香菇对肝脏具有较好的保护作用。因为香菇含有一种特殊的物质葡聚糖。

牡蛎

锌不足会造成精子数降低、睾丸素分泌减少。而牡蛎中的锌是鸡蛋中的30倍，因此，备受压力折磨的男性可以多吃些牡蛎。牡蛎所含的糖原还能使男性性生活产生的疲劳得以迅速缓解。

益于女性健康的食品

花椰菜

花椰菜所含的维生素C是柠檬的2倍，所含的萝卜硫素能消灭幽门螺旋杆菌；所含的13C是一种能抗癌的天然物质，能影响雌激素的新陈代谢，预防乳癌等；13C还能有效抑制人乳头状瘤病毒，这种病毒是引发宫颈癌的元凶之一。

黄豆

黄豆富含异黄酮类，研究证实，这种物质能预防乳癌和骨质疏松，并减轻女性更年期综合征。

用餐前吃些水果或用新鲜蔬菜做的凉菜，把胃占据大半，摄入热量肯定不会过量。

小食物，大学问

饮 水

水是人类机体赖以维持最基本生命活动的物质。它虽然不像蛋白质、碳水化合物、脂肪可直接为人体提供能量，但对生命活动来说，它又是比营养素更重要的物质。如果没有水供应，人体只能存活几天的时间，而其他营养素缺乏的情况下，存活时间可达数周，甚至更长，因此水被誉为生命之源。

一、饮水的量

正常情况下，应该每天至少喝 8 杯水，也就是两公升左右的水。如果人体缺水，身体就会把肾脏里的液体调回来，通过减少皮肤流失的水分作为补偿。如果长期、持续缺水，就会引发慢性缺水症，从而引发哮喘病、过敏症、高血压、肥胖、糖尿病及抑郁症等某些精神疾病。适量饮水，可预防早衰、消除疼痛——烧心痛、背痛、关节炎性疼痛、肠炎性疼痛、心绞痛、偏头痛等疾病。而饮水过量的后果是导致水中毒，使身体机能紊乱甚至死亡。

二、饮水的原则

（1）不要在口渴时才想起饮水，而且往往是大口吞咽。饮水太快、太急会无形中把很多空气一起吞咽下去，容易引起打嗝或是腹胀，因此最好先将水含在口中，再缓缓喝下，尤其是肠胃虚弱的人，饮水更应该一口一口慢慢喝。

（2）饮水切忌渴了再喝，应在两顿饭之间适量饮水，最好隔一个小时喝一杯。人们还可以根据自己尿液的颜色来判断是否需要喝水，一般来说，人的尿液为淡黄色，如果颜色太浅，则可能是水喝得过多，如果颜色偏深，则表示需要多补充一些水了。

（3）睡前少喝、睡后多喝。睡前喝太多的水，会造成眼皮浮肿，半夜也会老跑厕所，使睡眠质量不高。而经过一个晚上的睡眠，人体流失的水分约有450毫升，早上起来需要及时补充，因此早上起床后空腹喝杯水有益血液循环，也能促进大脑清醒，使这一天的思维清晰敏捷。

（4）要多喝开水，不要喝自来水。煮开并沸腾3分钟的开水，可以使水中的氯气及一些有害物质被蒸发掉，同时又能保持水中对人体必需的营养物质。我国自来水的水质还未达到某些发达国家自来水可直接饮用的水平。在这种情况下，将自来水煮沸后再饮用是最经济卫生的消毒方法。

（5）要喝新鲜开水，不要喝放置时间过长的水。新鲜开水，不但无菌，还含有人体所需的十几种矿物质。放置时间过长的水，有可能产生某些有害物质，如亚硝酸盐等。

三、饮水的误区

1. 水越纯越好

不少人认为，水越纯越好。事实上，长期饮用纯净水会导致身体营养失衡。大量饮用纯净水，会带走人体内有用的微量元素，从而降低人体免疫力，引发疾病。因此，饮用水中应该含有适量、平衡的矿物质，这样才会对身体有利，就像冰川矿泉，李时珍《本草纲目》曾称之为“夏冰”，这样的饮用水不仅对人体骨骼、心脑血管、神经系统等具有保健与维护作用，而且还可解毒、防病治病。

2. 冰镇水卫生无菌

许多肠道腹泻患者发病的一个重要诱因是无节制饮用冰镇水。对于冰镇水，许多人的认识存在误区，不少人甚至认为冰镇是一种很好的消毒方法。其实，在0～4 ℃的冰镇环境中，细菌照样滋生，根本不能保证卫生健康。从医学角度说，夏天，人体胃酸分泌相对较少，大量饮用冰镇水、冰镇啤酒会进一步稀释胃酸，造成肠道紊乱，由此带来众多相关疾病。

3. 饮料等于饮用水

饮料中含有糖和蛋白质，又添加了不少香精和色素，饮用后不易使人产生饥饿感，还会降低食欲，影响消化和吸收。

4. 把医疗用水当饮用水

目前市场上可以看到一些名为“电解水”、“富氧水”的饮料，严格地说，这些都属于医疗用水，不能作为正常人群的饮用水。

5. 桶装水方便卫生

盛放桶装水的水桶会被反复回收再利用，时间一长，很容易造成真菌感染。那些不正规的生产厂家的产品，卫生状况更加难以保证。饮水机中的开水由于反复煮沸、保温，容易造成矿物质沉积，也影响健康。

四、饮水的最佳时间

第一次：早晨刚起床，此时正是血液缺水状态。

第二次：上午 8 时至 10 时左右，可补充工作时间流汗失去的水分。

第三次：下午 3 时左右，正是喝茶的时刻。

第四次：睡前，睡觉时血液的浓度会增高，如睡前适量饮水会冲淡血液的浓度，扩张血管，对身体有好处。

吃些鲜玉米好处多

中老年人常吃些新鲜玉米对健康大有益处。这是因为：鲜玉米中含有大量的天然维生素 E，有促进细胞分裂，延缓细胞衰老，降低血清胆固醇，防止皮肤病变的功能，还能减轻动脉硬化和脑功能衰退出现的症状。

鲜玉米中的维生素 A，对防治中老年常见的眼干症、气管炎、皮肤干燥及神经麻痹等也有一定的辅助疗效。

鲜玉米中富含赖氨酸（干玉米中极少），它是人体必需的营养成分。研究发现，多吃鲜玉米还可抑制抗癌药物对人体产生的副作用。

鲜玉米中的纤维素既多又长，其量为精米、精面的 6 ~ 8 倍。纤维素能使大便通畅，所以常吃玉米，可防止便秘和痔疮，还能减少胃肠病的发生。同时，对预防直肠癌、动脉硬化、降低胆固醇也有益处。

此外，鲜玉米有些硬，吃时需要用力嚼碎，这样又可使牙齿得到锻炼，并促进唾液分泌和齿龈坚固。

护心请食玉米胚芽油

玉米胚芽油在国外已有100多年的加工和食用历史。而在我国，很多人还不知道玉米胚芽油是一种有益于心血管健康的食用油。

玉米含油量比较少，其含油的部位主要集中在玉米胚芽中。就是说，一颗饱满的玉米粒，只有胚芽部分可以用来榨油。一般来说，1升玉米胚芽油，需用12万~16万个玉米胚芽。这种油既不存在有害物质，又保留了玉米胚芽所特有的营养和芳香。从研究数据看，玉米胚芽油不含胆固醇，所含的脂肪酸主要为油酸和亚油酸，它们对调节血脂、维护心血管健康有重要作用。人体对玉米胚芽油的吸收率达97%。由于这种油含有丰富的天然抗氧化剂维生素E，因此，对延缓衰老也有一定的作用。爱美人士一定很心动吧！

新鲜蔬菜也能成为“健康杀手”

经常买菜的人都知道，蔬菜和肉类我们都是尽量买最新鲜的，从而保证营养成分的充足，殊不知，有些新鲜蔬菜在“新鲜”的背后却隐藏着一些不被人察觉的危险因素。

鲜竹笋 鲜竹笋含有生氢葡萄糖苷，人进食后可在数分钟内出现喉咙紧缩、恶心、呕吐、头痛等症状，严重者可以致死。正确食用方法应将竹笋切成薄片，彻底煮熟后再吃。

鲜金针菜 新鲜的金针菜含秋水仙碱，这种物质可破坏细胞核及细胞分裂，使细胞死亡。进食新鲜金针菜后1小时内，中毒者可出现腹痛、呕吐、腹泻等。正确食用方法：吃鲜金针菜必须先在沸水里焯2~3分钟，再用清水浸泡两小时方可食用。

鲜蚕豆 有些人体内缺少6-磷酸葡萄糖脱氢酶（这是一种家族遗传

性疾病），这类人食用鲜蚕豆后会出现急性过敏性溶血综合征。如全身乏力、贫血、黄疸、肝肿大、呕吐、发热等。因此，凡出现过上述症状者应忌吃鲜蚕豆。

鲜木耳 鲜木耳含卟啉类光感物质。食用鲜木耳后，可能引发日光性皮炎，皮肤红肿、痒痛，出现鲜红色丘疹和水疱。正确食用方法：木耳加工干制后，所含卟啉物质会破坏消失，食后不会产生以上症状。

青马铃薯 存在于马铃薯青色部分的薯皮和薯皮下的有毒物质茄碱摄入体内后，可出现口腔灼热感、胃痛、恶心、呕吐等症状。正确食用方法：食用前应将马铃薯表皮变绿的部分挖去，再放在清水中浸泡两小时以上，然后再烹调食用。

吃蟹不当损健康

螃蟹是很好吃的海鲜，尤其是其中的精华“蟹黄”，更是让人垂涎，但是否人人都适宜吃这样的美味呢?

过敏体质者慎吃蟹

由吃螃蟹引起的过敏现象，多发生于过敏体质者。患者轻则起红疹子或腹泻，严重的会引起休克。

死蟹千万吃不得

死蟹或即将要死的蟹，体内的组氨酸会分解一种称为组胺的有毒物质，随着死亡时间的延长，蟹体内的组胺会越来越多，毒性也越来越大，即使螃蟹蒸熟了，这种毒素也不易破坏。因此，死蟹千万吃不得。

螃蟹不宜与茶水和柿子同吃

因为茶水中和柿子里的鞣酸与螃蟹的蛋白质相遇后，会凝固成不易消化的块状物，容易引起胃柿团病，出现腹痛、呕吐等症状。

选购螃蟹小常识

一定要买活蟹。要选择那些体大健壮、白肚青背、金爪黄毛、肚脐外凸、动作敏捷的螃蟹。

吃时一定要蒸熟煮透，以杀死螃蟹内外沾染的病菌。

人参并非人人皆宜

人参是我国的传统补品，尤其适宜年老体弱者。但并不是人人都适合服人参。那么，哪些人不宜服人参呢？

患有动脉硬化症者

人参中的蛋白质因子能抑制脂肪分解，加重血管壁脂质沉积，故有冠心病、高血压、脑血管硬化、糖尿病、脉管炎者应慎服人参。

血液黏稠度高者

血液黏稠度升高，会使血液流通不畅，中医称之为血瘀。人参有促进红细胞生长的作用，红细胞增多，血液黏稠度会更高。

失眠患者

人参中有兴奋中枢神经作用，它会使失眠者大脑皮层兴奋与抑制平衡失调，加重失眠。

胃病患者

现已查明，很多胃病的罪魁祸首是幽门螺旋杆菌，而人参对该病菌有保护作用，不利于药物对它的灭杀。

胆囊炎、胆结石患者

人参有类雌激素样作用，能抑制胆道排泄胆汁使胆汁变稠。调查证明，长期服人参者胆结石发病率明显升高。

专家提醒：老人常食药粥有益养生

清代《粥谱》中称粥“一省费、二味全、三津润、四利膈、五易消化”。人到老年，各器官功能逐渐减退，味觉、咀嚼、消化及吸收功能减退，加上易患各种慢性病，因此对饮食有特殊要求。营养学家们根据老年人的生理特点和心理特征，认为老年人食粥有益。

粥在我国已有近3000年的食用历史，是饮食文化中的一绝。其最大特点是除主要原料为粮食外，还辅以具有食疗价值的各种配料，如莲子、薏

舌苔黄、舌质红，多是有热。可用些清心火的药，如竹叶、莲子心泡水，当茶每日频饮。

苡仁、百合、扁豆、红枣、茯苓、山药、胡桃等，或辅以营养丰富的羊肉、牛肉、鱼肉、骨髓或蛋类。再经过不同的加工方法熬制，不仅营养丰富、味道鲜美，而且具有滋补、祛病和养生之功。

难怪我国南宋著名诗人陆游诗云：

世人个个学长年，不悟长年在目前；
我得宛丘平易法，只将食粥致神仙。

我国药粥的食用源远流长，药粥常用于防治疾病、辅助治疗、病后调理、摄生自养等。晨起胃肠空虚，温热的药粥滋润肠胃，且极易吸收，很适合老人及病后体虚之人。

煮制药粥的注意事项

1. 煮制药粥的水量、火候和时间

（1）注意用水量。如果加水太多，则无端地延长煮煎时间，使一些不宜久煎的药物失效。煎汁太多，病人难以按要求全部喝下。加水太少，则药物有效成分不易煎出，粥米也煮不烂。

（2）注意火候。一般用急火煎沸，慢火煮至成粥的办法。

（3）注意药粥中的药物部分，有的可以久煮，有的不可以久煮。一般来说，滋补类药物及质地坚硬厚实的药物，煎煮时间宜长，解表发汗类药物及花叶质轻、芳香的药物不宜久煎，以免降低药效。

2. 容器的选择

能够供煮粥的容器有砂锅、搪瓷锅、铁锅、铝锅等。依照中医的传统习惯，最好选用砂锅。也可用搪瓷锅。

3. 药物的选择

药粥中所施的中药，应按中医的传统要求，进行合理的加工炮制，同时还要注意药物与药物之间、药物与食物之间的配伍禁忌，使它们之间的作用相互补充，协调一致，不会出现差错而影响效果。

4. 选择食物的注意事项

要注意食物与食物之间、食物与药物之间的搭配禁忌。按照传统的习惯，有些食物不能合用，如鸡肉忌糯米、芥末，猪肉忌荞麦等。这些虽然没有充分的道理，但是民间长期流传的一些忌讳，仍应慎重为宜。

5. 病人需忌口

如心脏病忌“口重”，水肿病忌盐，疮疖忌鱼虾，消化不良忌食糯米等。有关问题，可咨询医生。

小常识：十三种上佳蔬菜的冠军——红薯

世界卫生组织经过3年的研究和评选，评出最健康食品包括上佳蔬菜、上佳水果等6类。人们熟悉的红薯，被列为13种上佳蔬菜的冠军。

小小红薯何以能成为“冠军菜”？

小红薯大营养：红薯中含有多种人体需要的营养物质，蛋白质、糖、脂肪、磷、钙、铁，胡萝卜素还有维生素 B_1、B_2、C与尼克酸、亚油酸等。特别是红薯含有丰富的赖氨酸，这正是大米和面粉等常规主食最欠缺的。

养生保健作用大：由于红薯属碱性食物，有利于维护血液的酸碱平衡，红薯中含有大量黏液蛋白、黏液多糖等，它们能保持人体心血管壁的弹性，防止动脉粥样硬化的发生，还能保持呼吸道、消化道、关节腔的润滑。

红薯有抗癌作用：饮食中最具有抗癌作用的营养物质是β-胡萝卜素、维生素C和叶酸，而在红薯中三者含量都比较丰富。一个小红薯（约2两重）可提供两倍量的人体每天所需维生素A、1/3量的每天所需维生素C和约50微克的叶酸，其中膳食纤维的含量高于一碗燕麦粥。β-胡萝卜素和维生素C的抗氧化作用有助于抵抗氧化应激对遗传物质脱氧核糖核酸的损伤。常吃红薯有助于维持人体的正常叶酸水平，体内叶酸含量过低会增加得癌症的风险。红薯中高含量的膳食纤维有促进胃肠蠕动、预防便秘和结肠直肠癌的作用。

抗糖尿病作用：进食红薯可以降低三酰甘油和游离脂肪酸的水平，研究表明白皮红薯有一定的抗糖尿病作用。

溃疡病活动期的病人，胆囊炎、胆石症、冠心病病人，各种发热病人，老年人及幼儿宜少食多餐。

也许有爱美的人士担心了：红薯含有那么多的淀粉，吃多了岂不是会发胖？根据科学研究，红薯是不会使人发胖的，相反还是一种理想的减肥食品。它的含热量非常低，比一般米饭低得多，吃了之后不必担心发胖，反而可起到减肥作用。

红薯中还含有一种类似雌性激素的物质，对保护人体皮肤，延缓衰老有一定的作用。因此，国外许多女性把红薯当作驻颜美容食品。

说了这么多红薯的好处，那究竟该怎么吃才能符合营养科学呢？

不宜吃生红薯。因为生红薯的细胞膜未经高温破坏，淀粉难以消化。

一次不宜吃过多。因为红薯中含有“气化酶”，多吃后，容易在肠道内产生大量的二氧化碳气体，出现腹胀、烧心、打嗝、反酸、排气等不适感。可搭配白菜、萝卜同吃。

应煮熟煮透再吃。这样可破坏“气化酶”，同时与米面搭配同吃，即可避免食后不舒服，又可起到蛋白质的互补作用。

不宜与柿子同吃。因红薯中的糖分在胃内发酵，会使胃酸分泌增多，与柿子中的鞣质、果胶反应，会沉淀凝聚，产生硬块，引起胃柿结石，严重时可使肠胃出血或造成胃溃疡。

不吃带有黑斑的红薯。带有褐色或黑色斑点的红薯是受到了黑斑病菌的污染。而黑斑病菌排出的毒素含有番酮和番薯酮醇，人食后可发生中毒。

【专家提示】

红薯最好在午餐这个黄金时段吃，这是因为我们吃完红薯后，其中所含的钙质需要在人体内经过4～5小时的吸收，而下午的日光照射正好可以促进钙的吸收。

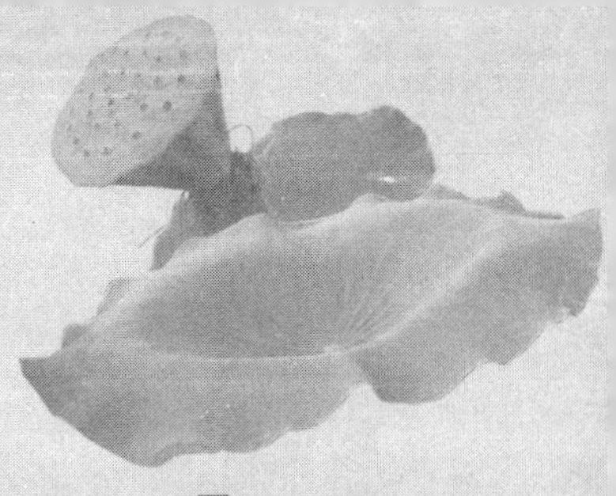

第二章

HEALTHY CONSULTANT

运动保健：贵在坚持，将健身进行到底

体能健康测试

研究表明，人体大致从50岁开始肌肉量呈快速下滑状态，一般来说，男性大约减少1/3，女性大约减少1/2；肌肉减少会造成人体的基础代谢降低，随着热量消耗减少，摄入过多热量便转化成脂肪堆积于体内，形成肥胖。加之肌肉力量的减退，逐渐威胁到人的体能健康。

现在介绍几种肌肉力量的小测试，看看您的体能健康吗？

1. 上楼梯测试法

利用楼房或公寓等高度约20厘米的台阶，连续上40个进行测试，速度要比平时走路快些，所用时间一般在40～50秒，然后根据自身的感觉来判断，是“轻松”还是“吃力”？前者表明肌肉耐力不错，后者则较差。

2. 腹部肌肉测试法

仰卧床上，小腿弯曲与床成90度，然后请人按住自己的脚，把手放在头后，胳膊内收，抬上身坐起，数一数自己能在30秒钟内做几次，次数越多说明肌肉耐力越强。

3. 身体前倾法

取坐姿，双腿并拢伸直，脚尖向上，在保持上身不向后仰的状态下将身体前倾，测试手指究竟能比脚尖向前伸长多少。伸长越多表明肌肉耐力越强。

4. 椅子测试法

坐在椅子上，胳膊放在胸前，在保持背部肌肉伸直的状态下站起来，然后再坐下，测试在50秒钟内能够重复几次。

【专家提示】

为了及时掌握肌肉力量下降的速度与幅度，可每隔3个月或半年做一次这样的测试，以便及时调整锻炼方法和生活方式。

• “1”和“0” •

健康是1，事业、财富、婚姻、名利等等都是后面的0，由1和0可以组成10、100等几种不同大小的值，成就人类与社会的和谐旋律。对于一个人而言，如果没有健康这个1，其他条件再多也只是0。没有健康就没有一切，所有的0都是健康1的外延和扩展。

冯理达

如何制定安全有效的锻炼方案

一、选择适合自己的锻炼方式

锻炼身体的第一步是要选择适合自己的锻炼方式，只有适合自己的才是最好的。首先，锻炼身体要选择适合自己个性的，这样您才能够乐在其中。其次，应尽量选择一些简易舒适的活动，最好使这些活动能够变成您的生活方式。最后，要有针对性地选择，确定短期和长期的锻炼目标，就算取得一点成功，都要庆祝一番。

运动形式基本可以分为三大类型：一是有氧运动，又称耐力运动，如步行、骑车，有利于心肺功能；二是无氧运动，又称力量运动，如举重、跳跃、快跑，可增强肌肉力量；三是屈曲和伸展运动，如太极拳、韵律操，可增强机体的柔韧性，预防肌肉和关节损伤。

此外，根据参加人数的限制，运动又可以分为集体锻炼和单独锻炼两种。如果您喜欢集体锻炼，可以选择踢球或集体登山等运动；如果您喜欢单独锻炼，可以选择游泳、骑自行车和散步等运动。

二、锻炼身体要适度

安全有效的锻炼方案离不开一个合理的运动量指标，那么做多少锻炼才算适当呢？这个问题因人而异，关键是要达到强身健体的目的。国际医学界推荐的可以对健康产生积极影响的体力活动量为：每周活动3次以上，每次持续30分钟以上，强度为中等。其判断标准是：稍微感觉疲劳，且心率相当于最大心率（最大心率=220－年龄）的60%～70%。

1. 健康的成年人

对于健康的成年人，每天必须要进行30分钟中等强度的运动，这是预防疾病的最低要求。在运动过程中最好能够包括多种运动形式，如有氧运动、无氧运动以及屈曲和伸展运动。运动可以根据自身的实际情况分2～3次完成。

2. 青年人

青年人要每天至少进行中等强度的运动60分钟，同时每周至少参加能够增强肌肉力量、促进骨骼生长的锻炼，比如游泳、变速跑等。

3. 老年人

老年人应该重点锻炼身体的灵活性、柔韧性和平衡能力，每天坚持散步、做简单家务以及遛遛狗等都是不错的选择。

三、运动要择时、择地

1. 择时

不宜运动的时间

进餐后　进餐后需要较多的血液流到胃肠道，帮助食物消化与养分吸收，如果这时参加运动就会造成血液流向四肢，妨碍胃肠的消化，时间一长就会导致疾病。体弱者进餐后还会低血压，外出活动容易跌倒。

情绪不好　运动不仅是身体的锻炼，也是心理的锻炼。当您生气、悲伤时，不要到运动场上去发泄。运动医学专家的解释是：人的情绪直接影响着身体的生理机能，而情绪的变化又产生于大脑深部，并扩散到全身，在心脏及其他器官上留下痕迹，这种痕迹将影响人体机能的健康。

2. 择地

在不适当的地点运动会带来伤害

由于运动的基本功能是通过呼吸从外界摄入大量新鲜氧气，以满足健康的需求，故运动前一定要选择好地点，以平坦开阔、空气新鲜的公园、河滩、体育场等处最佳。

四、持之以恒，挑战自我

锻炼身体是一项长期的任务，只有坚持不懈、持之以恒才能起到强身健体的目的。同样，对于我们制定的锻炼方案，只有长期执行才能取得效果。但是，即便是非常感兴趣的运动也会有失去兴趣、产生厌烦感的时候，这时就需要我们用自己的意志战胜消极的情绪。

【专家提示】

开始一项锻炼计划的时候，必须充分考虑身体的承受能力。一味强调锻炼的效果而不顾自身的条件，很可能会适得其反，严重的还可能造成运动损伤，影响身体健康。刚开始锻炼的时候节奏要放慢一些，等到身体能适应的时候再逐渐延长锻炼时间，加快锻炼节奏。

各年龄段男性四季健身方案

繁忙的工作和生活，让很多人特别是男性忽略了锻炼身体的重要性。当全新的健康生活理念推动您迈进健身的行列时，却充满困惑：究竟应该怎样选择适合自己的运动？其实，年龄不同的人，身体状况以及精神状态都有所不同，只有针对自己年龄的变化，选择合适的运动强度以及锻炼方案，才能让您的身体达到真正的健康状态。

一、30岁左右

1. 人群年龄段特征

刚刚迈入30岁的年龄与即将迈进40岁的门槛，这个年龄段的人群还在吃着“年轻身体好”的本钱，因此，应当注意进行一些运动，及时纠正身体的异常状况。如果您的关节发生响声，这是关节病的先兆。为了使关节保持较高的柔韧性，应多做伸展运动，还要注意心血管系统的锻炼。

2. 锻炼方案

针对心血管系统的锻炼主要方法为慢跑或游泳，每次5~30分钟，每隔一天一次；

针对背部和腿部肌肉伸展主要方法为仰卧，尽量将两膝提拉到胸部，坚持30秒钟；仰卧，两腿分别上举，尽量举高，保持30秒钟。每天坚持5~10分钟。

3. 注意事项

如果长时间间断锻炼，应该重新进行锻炼。初期锻炼切忌运动强度太大，应当给机体适应运动的过程。如果您的年龄在35岁以上，应当定期做心电图检查，以便及时调整运动方式。

二、40 岁左右

1. 人群年龄段特征

工作的繁重与疲惫，会造成此年龄段的男士出现亚健康的状态，上有老下有小的生活状态使得这部分人群忽略了运动的重要性。在这个年龄段，很多男性的身体都开始发福。而且这个年龄更应该注意一些常见老年病（如高血压、心血管病等）的预防。

2. 锻炼方案

针对心血管的锻炼，中等强度体力训练，如慢跑、游泳、骑自行车等。强度为每周两次，每次 25～30 分钟。

三、50 岁左右

1. 人群年龄段特征

50 岁以上的男士身体不能完全像年轻人那样锻炼，应该从身体负担小且易于学习的简单方法做起，最好将有氧运动与力量练习结合起来。有氧运动如散步、慢跑、健身舞、游泳等，力量运动可以做做哑铃和杠铃等器械练习。

2. 锻炼方案

网球、长距离滑雪、游泳、慢跑、高尔夫球、跳舞、散步，运动强度为每周两次，每次 10～15 分钟。

四、60 岁以上

1. 人群年龄段特征

子女已长大成人，属于自己的时间越来越多。有部分人群已经受到了疾病的困扰，应当根据自己的实际身体状况选择适合自己的锻炼方式，最好是强度比较弱的有氧运动。

2. 锻炼方案

太极拳、散步、跳舞、慢跑（慎重选择）、爬山（慎重选择）等。运

预防肥胖：一无，二少，三多。即：不吸烟；少吃油腻、少喝酒；多摄入蔬菜、谷物、多运动，吃饭勤咀嚼。

动强度以适度为主，建议不要选择剧烈运动，可以参照门诊医嘱。及时关注运动时的心率以及身体情况，如感不适，应立即停止运动。

【专家提示】

男性健身要避免擅自增加运动时间和强度，特别是不同疾病也有不同运动的注意事项，如冠心病患者应在医生指导下正确进行运动，并在运动时随身携带急救药物。

• 男性朋友要注意的两点 •

现代男性在生活上一定要注意两点：一是调节情绪；二是关注锻炼身体，合理营养，不要片面相信补品。

各年龄段女性四季健身方案

减肥一直是很多女性关注的热点，殊不知运动带来的不仅仅是减肥，更重要的是身体健康。选择一种适合自己的运动方式，开始健康美丽的生活吧。

一、20 岁运动使您苗条

1. 年龄特征

20 岁的年龄是激情四射的年龄，青春、清纯、充满活力。身体各方面的功能也处于鼎盛时期，心率、肺活量、骨骼的灵敏度、稳定性及弹力方面均达到最佳点。因此也是女性塑形的最佳时期。

2. 健身方案

每天最好坚持一个小时以上的锻炼，锻炼重点主要是胸部、腰背部、大腿和臀部，以塑造身体的线条。如选择踏板操、跆拳道、拉丁舞等时尚动感的舞蹈。

二、30 岁运动使您美丽

1. 年龄特征

如果说 20 岁的女人清纯美，那 30 岁女人所散发的知性美依然让人无法抵挡。这个年龄段的女性开始关注自己的体形特征，知晓内涵气质的重要性。身体柔韧度的训练帮助舒解女性职业疾病的困扰，缓解腰酸背痛、下肢静脉曲张等症状。

2. 健身方案

健身房：节奏操、韵律操、保健操、健美操、有氧体操、柔软体操、瑜伽、普拉提等，都是针对女性的曲线度、柔美性而设计的健身方法和手段。

户外：慢跑、骑自行车、游泳等。

家中：仰卧起坐、哑铃。

三、40 岁运动呵护健康

1. 年龄特征

40 岁的女性身体机能和身体素质明显下降。不少女性进入身体亚健康状态，开始承受失眠等状况的困扰。这个时期，不宜从事负荷巨大的运动。

2. 健身方案

侧重于耐力、柔韧性的锻炼，不强求速度和力量。比如跳交谊舞、游泳、跳绳、踢毽子等。更年期妇女宜做一些有趣味性的活动，如跳交谊舞、老年迪斯科、做韵律操等。

四、50 岁运动使健康永驻

1. 年龄特征

50 岁的女性时间更加宽裕，不少的女性已经加入了退休的行列，有更多的时间锻炼身体。这时女性的身体已经开始出现了某些老年疾病的先兆。

2. 健身方案

跳交谊舞、踢毽子、游泳等，也可以进行爬楼梯等比较便捷的运动，重点放在心血管养护上面。

五、60 岁用运动防病健身

1. 年龄特征

一些老年疾病开始出现。由于照看子孙，部分老年人有时会感觉到更加疲惫不堪。

2. 健身方案

散步、太极拳、爬山（应根据实际情况慎重选择）、门球等。

【专家提示】

女性更年期的身体部分功能会出现一些变化。如果感觉身体有任何不适，应减少运动时间和强度。

•治疗更年期综合征应因人而异•

在我国，“更年期综合征”，现称“围绝经期”，一般发生在40岁以后，持续时间短则1～2年，长则5～10年。城市妇女平均绝经年龄49.5岁，农村妇女为47.5岁。目前我国妇女的平均寿命为75岁，也就是说她们一生有近1/3的时间是在绝经后度过。但是她们的健康状况却不容忽视：约2/3的妇女出现程度不同的低雌激素水平引发的一系列症状，包括潮热、盗汗等血管舒缩症状，生殖、泌尿道萎缩以及骨质疏松等。由于缺少必要的保健知识，大多数人并未采用必要的治疗方法，致使绝经后的生活质量大为降低。

目前，雌激素疗法是改变上述症状最有效的治疗手段。采取这种疗法必须根据自身情况进行个体化利弊分析，并遵从医生安排。据悉，美国有超过40%的更年期妇女服用雌性激素，但我国仅有1%的更年期妇女接受雌激素疗法。主要原因是公众对这种治疗手段还不熟悉，特别是有些更年期综合征患者对治疗的安全性有顾虑，担心长期使用会导致心脑血管疾病和乳腺癌的发生。专家强调，激素治疗更年期综合征的关键，是要根据患者的具体情况进行具体分析，帮助她们选择适合的治疗方案，并进行医疗观察，以达到最佳的治疗效果。

对于经常失眠的人来说，下午进行运动对睡眠帮助最大。

时尚健身运动大盘点

一、户外流行的时尚运动

1. 高尔夫

健康指数：身体锻炼★★★★☆ 心理放松★★★★★

健康提示：

（1）优雅的姿态、绿色的世界、新鲜的空气，高尔夫可以很好地帮助人们释放精神压力。

（2）高尔夫可以帮助人们锻炼脑部神经以及肢体的协调运动。

（3）对于常年坐办公室的人来说，高尔夫是一项帮助塑身的有益运动。击球动作是全身的整体运动，通过腰部发力，挥动双臂击球，双脚走完全程，这个过程对全身肌肉和关节都是很好的锻炼。

高尔夫练习场美丽的风景和视野给人们带来了精神上的放松与愉悦，能够减轻人们情绪上的压力。

2. 滑雪

健康指数：身体锻炼★★★☆☆ 心理放松★★★★☆

健康提示：

（1）滑雪每小时消耗600卡的热量，是比较好的减肥运动之一。

（2）滑雪运动能增强人的肺活量，长期坚持滑雪锻炼，肺活量会有明显的提高。

（3）滑雪能有效地增强体质。在寒冷的户外进行高速度、大运动量的活动能让人体的各个器官，特别是腿部肌肉得到充分的有氧锻炼，从而达到强身健体的目的。

（4）滑雪有利于培养良好的心理素质。当滑雪者站在雪道顶端时，往往会产生一种恐惧感，而一旦他发现自己能够平衡地滑下陡坡，毫无窘迫感地让身心适应这种速度，并在运动中得到平衡，是对心理素质的一种训练。当适应这种平衡的时候，心理障碍也就随之消失了。

滑雪是新近兴起的冬季运动，在皑皑白雪中体验驰骋的感觉，让很多人疯狂迷恋。滑雪锻炼了人们的平衡能力，锻炼肌肉范围广泛，是冬季首选的时尚运动。

3. 马术

健康指数：身体锻炼★★★☆☆　心理放松★★★★☆

健康提示：

（1）马术能够让人保持高度的注意力和自我控制能力。

（2）想自如地驾驭马，腰、胯、腿是时刻用力的重点，越是比平常状态夸张地收腹、提臀、挺胸，您就会越容易与马合为一体。平时极难得到锻炼的大腿内外侧肌肉、膝盖和小腿肌肉，也会被您清晰地感觉到运动和抻拉。

（3）与马的心灵交流以及骑马时的驾驭感，会让人的心理得到放松，有益于心理健康。

马术运动是不少人心目中的贵族运动，也是正式体育比赛项目之一。而今它悄然间进入了时尚运动的行列，对于骑手的气质、姿态、着装要求都很严格。

二、室内健身的最新流行

1. 普拉提

健康指数：身体锻炼★★★★☆　心理放松★★★★★

健康提示：

（1）普拉提是一种舒缓全身肌肉及提高人体躯干控制能力的健身方式。

（2）普拉提可以纠正某种特殊损伤、肌肉不平衡或其他身体问题。

（3）普拉提能够帮助在办公室工作的人群，解决他们由于长时间在办公桌和电脑前工作导致肌肉发展失衡的问题。主要针对腹肌、髋肌群、肩、背等部位的肌肉训练。有规律地进行普拉提锻炼可纠正身体姿态，放

有氧代谢运动对技巧的要求不高，例如：步行、跑步、游泳、骑自行车、跳健身舞等。

松腰部、颈部，解决肩部问题，收紧手臂、腹部的松弛肌肉。

（4）很多专业运动员也用普拉提练习来避免运动损伤。

普拉提训练法是由 Joseph Pilates（约瑟夫·普拉提）创立并推广的，普拉提训练法则因此得名。它最早用于运动机能的恢复理疗。呼吸和运动的配合是普拉提训练法的核心，强调了呼吸对人体运动的影响。

2. 跆拳道

健康指数：身体锻炼★★★★★　心理放松★★☆☆☆

健康提示：

（1）跆拳道可以很好地磨炼人的意志力，锻炼人的克制力和正义感，形成刚毅、果敢的人格品质。

（2）跆拳道还可以锻炼手、脚、身体其他部位肌肉与关节的灵活性。

（3）跆拳道可以刺激大脑神经，提高注意力以及猛烈的身体爆发力。

跆拳道是一项运用手脚技术进行搏击格斗的朝鲜民族传统体育项目。它由品势（拳套）、搏击、功力检验三部分内容组成。跆拳道表达了人类的生存意识，在对身体肌肉进行有效锻炼的同时磨炼了人的意志力，因此成为很多人热衷的健身方式。

3. 搏击操

健康指数：身体锻炼★★★☆☆　心理放松★★★★☆

锻炼提示：

（1）搏击操中的所有动作几乎都要求腰腹保持平衡并发力，因此对于腰腹部肌肉具有不错的锻炼功效。

（2）搏击操可以减轻工作带来的压力，给人们提供一种心理宣泄的方式。

（3）一个小时的搏击操可以消耗600卡的热量，是跳健美操的两倍。

（4）搏击操可以增强肌肉的力量、弹性与身体的柔韧性。

搏击操将拳击、空手道、跆拳道……甚至一些舞蹈动作混合在一起，要求练习者随着音乐出拳、踢腿，在不知不觉中减掉多余的脂肪。搏击操进入各大健身房后，受到了很多女性的青睐。搏击操要求速度和力度的完美结合，可以加强腰部和腹部的肌肉力量，持续练习 3 个月后能让练习者拥有很好的耐力。

4. 拉丁舞

健康指数：身体锻炼★★★☆☆　心理放松★★★★★

锻炼提示：

（1）拉丁舞能充分释放情绪，宣泄心理压力。

（2）拉丁舞能帮助人们提升身体灵活度。

（3）人们可以在跳舞的时候，使心肺功能得到一定的强化。

（4）有助于身体塑形，尤其是腰、腹、臀部曲线的塑造。

拉丁舞是大众民间舞蹈，随意、休闲、放松，有较大的自由发挥空间。健身房中的拉丁舞，一般是将拉丁舞的动作与激情融入到锻炼运动中，帮助人们享受到压力的释放与身体的塑形。

5. 肚皮舞

健康指数：身体锻炼★★★☆☆　心理放松★★★★☆

锻炼提示：

（1）肚皮舞可以锻炼腰、臀、腿、胸、臂、颈等多处肌肉，增强关节的灵活性。

（2）肚皮舞具有一定的塑身效果。

肚皮舞是涉及腰、臀、腿、胸、臂、颈等多处肢体运动，肚皮舞除了瘦腰，对人身整体线条的塑造也有非常明显的效果。

【专家提示】

由于目前这些运动尚处在不断完善之中，因此，在进行这些运动之前，最好进行一些基础培训，以免出现意外伤害。

肩周炎自我锻炼一：弯腰伸臂，做肩关节环转运动，动作由小到大，由慢到快。

•晨跑对身体不好•

在早晨，人体的内脏功能处于完全放松的状态，如果进行锻炼特别是剧烈的活动，心脑血管会适应不了，这就是为什么有人在早晨跑步会发生猝死的原因。

钟南山

坚持锻炼的五条忠告

很多人在锻炼的时候，会有一种急迫的心态，希望能够在短时期内收获立竿见影的锻炼效果，还有一些人士三分钟热度一过，就很难再坚持下来，其实，锻炼是一个循序渐进的过程，只要遵循了以下我们所讲的几条建议，就可以把锻炼进行到底。

1. 步要缓，循序渐进

如果您以步行或慢跑作为锻炼的开始，可以用您的目标心率来指导您。无论您参加什么锻炼，极其重要的一点是应慢慢地开始，并逐步增加锻炼的强度。最有害的就是一开始练得太苦，在您还没养成锻炼习惯以前就耗尽了精力。

2. 结伴或听音乐步行

如果您在步行，应尽可能地探寻不同的路线，想办法提高步行的兴致。用随身听播放自己喜爱的音乐，或与一个您所喜欢并同样热爱这项运动的朋友同行，将会使运动创造出奇迹。若长此以往下去肯定是愉快的。

3. 为获得荣誉而跑

音乐或同伴同样有助于慢步跑。当您逐渐增大距离时，可以试着参加许多星期六上午的友谊赛。如果在您的年龄组中比赛获胜，可以获得一些小奖品。

4. 怎样应付坏天气

如果您是进行步行训练，但您住的地方又不安全，或您不喜欢坏天气（热或冷），可以开车去本城的机场（或商场），在室内步行。

5. 成功锻炼的秘诀

无论您选择什么运动，要尽力做到每天在同一时间锻炼。不然的话，其他事情成了主要的，锻炼的事就会被遗忘。有些人喜欢比平时早起，先完成锻炼再开始一天的生活。另一些人利用他们的午饭时间锻炼，且只吃少量的午餐（例如，酸奶和水果）。因此，整个下午他们能够精神集中，工作效率高，而那些吃得过饱的同事则在同瞌睡作斗争。还有一些人更喜欢等到一天工作结束，用锻炼来放松一天的紧张压力。无论选择什么时间锻炼都要始终如一，这样就不会犹豫不决。

【专家提示】

如果没有经过严格训练，平时也运动较少，贸然承受高强度、长时间的锻炼，容易造成肌肉疲劳、韧带软组织局部拉伤、关节挫伤、肌肉里出血等运动伤害。因此，运动一开始最好选择温和一点、运动量较小的项目，锻炼一段时间后，再根据自己的体质慢慢增加。

盛夏锻炼六忌

盛夏酷暑，稍一活动就会大汗淋漓，此时锻炼，需要注意以下几点：

1. 忌在强光下锻炼

中午前后，烈日当空，气温最高。除游泳外，忌在此时锻炼，谨防中暑。夏季阳光中紫外线特别强烈，人体皮肤长时间照射，可发生I°～II°灼伤。紫外线还可以透过皮肤、骨头，辐射到脑膜、视网膜，使大脑和眼球

肩周炎自我锻炼二：面对墙壁，用双手或单手沿墙壁缓慢向上爬动，使上肢尽量举高。

受损伤。

2. 忌锻炼时间过长

一次锻炼时间不宜过长，20～30 分钟为宜，以免出汗过多，体温上升过高而引起中暑。如果一次锻炼时间较长，可在中间安排 1～2 次休息。

3. 忌锻炼后大量饮水

夏季锻炼出汗多，如这时大量饮水，会给血液循环系统、消化系统，特别是心脏增加负担。同时，饮水会使出汗更多，盐分则进一步丢失，从而引起痉挛、抽筋等症状。

4. 忌锻炼后立即洗冷水澡

因为夏季锻炼体内产热量增加快，皮肤的毛细血管也大量扩张以利于身体散热。突然过冷刺激会使体表已开放的毛孔突然关闭，造成身体内脏器官紊乱，大脑体温调节失常，以致生病。

5. 忌锻炼后大量吃冷饮

体育锻炼可使大量血液涌向肌肉和体表，而消化系统则处于相对贫血状态。大量的冷饮不仅降低了胃的温度，而且也冲淡了胃液，轻则可引起消化不良，重则会导致急性胃炎。

6. 忌锻炼后以体温烘衣

夏季运动汗液分泌较多，衣服几乎全部湿透，有些年轻人自恃体格健壮常懒于更换汗衣，极易引起风湿病或关节炎。

【专家提示】

剧烈运动时，体内盐分随大量的汗液排出体外，饮水过多会使血液的渗透压降低，破坏体内水盐代谢平衡，影响人体正常生理功能，甚至还会发生肌肉痉挛现象。由于运动时需要增加心跳、呼吸的频率来增加血液和氧气，以满足运动需要，而大量饮水会使胃部膨胀充盈，妨碍膈肌活动，影响呼吸；血液循环的流量增加加重了心脏负担，不仅不利于运动，还会伤害心脏。此外，大量饮水会使胃酸浓度降低，影响食物消化。

运动疗法，健康您的身心

适当适量的运动可以帮您预防或治愈一些疾病，您留心了吗？举手投足之中，一些简单而有趣的动作就可以让一些小疾病远离您健康的保护圈，不妨试试吧！

有氧运动抵抗心脏的衰老

曾经有过一句广告：“30 岁的人 60 岁的心脏，60 岁的人 30 岁的心脏。”虽然这种说法有一定的夸张成分，但也不无道理。这其中的主要差别就是运动与保养。适量的运动可以使心脏能够更有效地工作，从而增加冠状动脉血流量，改善整个身体的供血情况。为此，医学专家为我们开出了运动处方：有效的有氧运动锻炼心脏功能。

简单说来，有氧运动就是在有氧代谢状态下做运动，通过运动达到锻炼心脏功能，达到延缓心脏衰老的目的。有氧运动既能提高人的心肺功能、增强耐力素质，又能消耗体内多余的脂肪，控制合适的体重。尽管所有的体力活动都具有保健作用，但是要想提高耐力素质、增强心肺功能就必须进行有氧运动。

能够锻炼心脏功能的有氧运动有很多，常见的如：慢跑、游泳、健美操、登山、越野行走、跳绳、各种球类运动以及快步走等。青年人最好进行慢跑锻炼，中老年人最好进行快步走、游泳等运动。量力而行的登山运动，也是可以选择的方式。

在进行有氧运动时一定要把握运动要领。首先要认真做好准备活动，准备活动是保证人体不会受伤的必备过程，无论是游泳、快走还是其他运动，都应当认真做好运动前的热身，如四肢的伸展运动、关节部位的活动，以及腰背部肌肉的拉伸等。

其次，要注意感受自己的运动状态切忌不顾自身极限，任意加大运动

肩周炎自我锻炼三：双手向后，由健侧手拉住患侧腕部，渐渐向上拉动，反复进行。

强度。正确把握运动强度锻炼心脏的运动量如果太少则达不到锻炼的目的。同样，如果运动强度太大会增加心脏负担，也达不到延缓心脏衰老的目的。正确的锻炼强度应当为：以持续时间为标准，一般健康者每次有氧运动时间不应少于20分钟，可长至1～2小时，主要根据个人体质情况而定。每周可进行3～5次有氧运动。

最后，有氧运动应当循序渐进运动强度应从低强度向中等强度逐渐过渡，持续时间应逐渐加长，运动次数由少增多。年老体弱者或有慢性疾患的人，应当掌握运动的尺度。最好在运动前去看医生，全面查体，由医生根据个人情况，开出具体的有氧运动处方，再依方进行锻炼。

耳部按摩助健康

耳为宗脉之所聚，十二经脉皆通过于耳，所以人体某一脏腑和部位发生病变时，可通过经络反应到耳廓相应点上。经常按摩耳部能疏通经络，运行气血，条理脏腑，达到防病治病的目的。人体各部位在耳廓的分布好似一个倒置的胎儿，具体投射区按摩方法如下：

（1）耳垂相当于面部，当内火上炎而致齿耳肿痛，或面部生疖时，可用双手拇指揉捏耳垂，直至双耳发红发热。每日2次，经常按捏耳垂，还有美容养颜作用。

（2）正对耳孔开口处凹陷叫耳甲腔，此处相当于胸腔内脏器官，经常刺激这个部位，对心脑肺和血液系统有补益作用。具体做法是：将食指放到耳孔处，拇指放到耳的背面对捏即可，每日3次。

（3）耳甲腔的上方凹陷叫耳甲艇，按摩此处有助消化，并有强肾健脾之功。

（4）耳廓的外周耳轮相当于躯干四肢，耳轮顶端凹陷处叫足趾，颈肩腰腿痛患者宜多按压耳轮。

（5）将耳轮向耳屏对折时，耳廓的上缘为上尖端处，按摩此处有退热、镇痛、消炎、降压的作用。

走路是高血压患者的最佳运动

对于原发性高血压患者来说，最基本、必要、安全和有效的运动方式就是走路。每天走路时间最好超过一小时，每次至少30分钟。

正像专家建议的那样：最好每天走，至少隔日走；一旦开始走，终身都要走。循序渐进是基本原则，从不走路到每天慢走500米，逐步增加慢走的距离。

还有几点需要大家注意：

（1）走路姿势：身体重心均匀移动，整个脚掌均匀受力。昂首挺胸，迈大步，摆动双臂。一般快走的步幅为身高的1/3，大步疾行的步幅稍小于身高的一半。但是，饱餐后半小时以内宜慢步行走。

（2）配合呼吸：边走边做大幅度的腹式深呼吸。三步鼻一吸、五步嘴一吐。

（3）变换坡度：平路和坡度交替走。

（4）选择环境：在新鲜空气中、斜阳下和植物旁健步走为最佳。

（5）合适的装备：鞋小于体重1%，鞋内面与地面夹角约30度；前部宽松、柔软、弹力、透气，如皮底鞋，不仅透气性好，而且还能御寒保暖，以防鞋内湿度太大，引起足癣等疾病。

另外衣服要宽松、透气和吸汗。

防治肩周炎，抖一抖空竹

您在逛春节庙会的时候看到卖空竹的吗？买一副吧！抖空竹可以防治肩周炎，这可是当前全民健身运动的一大发现。

肩周炎是中老年人的常见病，经常出现难以忍受的疼痛，给日常生活，如穿衣、提裤、梳头、抓肩摸背等带来极大的不便。然而，不管任何人得了肩周炎，也不管什么类型、病程的什么阶段，最基本的治疗方法都是功能锻炼。而抖空竹的各种方法和招数，足可以预防和治疗肩周炎。

抖空竹的基本动作是双手提掣，左右扯动，运动的关键在肩部。随着

肩周炎自我锻炼四：背靠墙而立，握拳屈肘，手臂外旋，尽量使拳背碰到墙壁，反复数次。

双上肢的内收、外展、拉抻摇摆，空竹飞旋，上、下、快、慢相间，哨口气流振动的发声，高昂，低沉，波浪起伏。肩关节主要由肌肉固定，韧带不发达。抖空竹时，肩关节周围的肌肉会有节律地舒缩，不由自主地进行收缩力和柔韧性的练习。骨骼肌有节律地压挤穿行于肌纤维内的微动脉、静脉，加快了血液的流动，及时补充了氧气和能源物质及排泄了代谢产物。肩关节头、关节囊、关节腔等有节律的摩擦刺激，可促进关节腔内润滑液的生成，减少流失，有助于保持骨骼间的生理间隙，有助于增加肩关节的动作幅度和活动范围，克服中老年人关节僵涩的现象。双上肢一抖一送，肩关节的抬举、拉抻练习，增强了滑囊、韧带的坚固性，加固了肩关节的稳定性，避免了劳损和伤害的可能。抖空竹的妙处是在声音高低悠扬的伴奏中，不经意地增强了肩关节的功能，有效地预防了肩周炎的发生。

已患肩周炎者，功能锻炼更不可少。肩周炎主要是胳膊上举、外展、轮转等受限，下垂和一定范围内的甩动一般无妨碍，抖空竹的基本动作可以胜任。一些医学专家提倡以抖空竹的方法治疗肩周炎，主要因这种方法是受兴趣的驱使，而不是被动的枯燥的康复。

中老年妇女也应该经常抖空竹，她们是肩周炎的多发群体。这些人家务繁杂，活动量不少，但关节的活动范围往往不大，柔韧性较差，肌肉形态不均衡的现象有甚于男性，往往成为特有的家庭妇女体型，不少人饱受肩周炎之苦。抖空竹，以肩关节为主的脊椎、四肢等功能练习，运动量适中，充满乐趣。二三十分钟后，即可微汗津津，细喘吁吁，活动效果相当不错。

抖空竹不要求很高的条件，室外空气新鲜，阳光和暖，会增加兴致。数人相聚，会有协作、交流和竞争，会创造出和谐、欢快的气氛。优美的身段和健全的心、肺功能，就是对经常抖空竹人的回报。

骨质增生的运动疗法

骨质增生是一种常见病，多发生在老年人的关节部位，因此又称增生性关节炎或老年性关节炎。这种增生常发生在颈椎、腰、椎、膝、髋、足跟等部位，有时因轻伤才会有疼痛感。早期症状为关节酸痛和活动不灵，尤以早晨起床时或久坐后起立时最为明显，经片刻活动后即行消失，但活动过多时又觉不适。

现介绍几个部位的不同程度增生应该采用的锻炼方法：

（1）颈椎、腰椎部位的增生，宜采用武术、太极拳、健身操、跑步、健身器械以及腰和颈部的前屈、后伸、左右旋转等锻炼方法，以防止其周围组织痉挛、粘连，并增强肌力，使血脉 流畅。若伴有手臂或腿足麻痛，须到医院进行治疗，并在医生的指导下进行健身锻炼。

（2）膝关节内增生者，上下楼梯疼痛明显时，需减少下肢活动，但上肢和躯干部的活动可以加强。待肿胀疼痛消失后再恢复下肢的锻炼。

踢毽子——年轻您的腿和心

常言道，“树老先老枝，人老先老腿”。这种说法是有道理的，因为下肢离心脏最远，供血容易受到影响，长期坐办公室的人，尤其是“电脑族”下肢活动少，大腿持续受压，盆腔及下肢静脉回流受阻，很容易发生精索静脉曲张和痔疮。长期低头伏案，颈、胸、腰等部位疏于活动，还容易形成弓腰驼背的“办公室型体态”。

现在教您一个小窍门，以防止形成难看的“办公室形态”：踢毽儿！

踢毽儿主要是下肢肌肉的协调运动，功夫在脑，也在脚。磕、拐、盘，转身稳步，起跳骗腿儿，前仰后合，这些踢毽儿的基本动作在他人看来，就像舞蹈动作一样优美。髋、膝、踝等关节随着盘、拐、绕等动作，将供血最困难、动作难度最大的下肢肌肉带动起来，使缝匠肌、股肌等腿部肌肉得到锻炼；磕、落等动作则离不开足背肌、足底肌的收缩运动。因此，经常踢毽儿，既能增强肌肉、骨骼的功能，又能有效预防下肢静脉血栓形成性疾病。

踢毽儿时，随着毽子的起落，脊椎各关节屈伸有节、有度，椎体的深、浅层肌及颈前、颈后肌等一张一弛的功能锻炼，可避免椎关节的僵化，增强关节的稳定性，预防颈椎及腰椎疾患。踢毽儿时双上肢有节律地

肩周炎自我锻炼五：双手在颈后部交叉，肩关节尽量内收及外展，反复数次。

摆动，运动了肩、背部肌肉和关节，对中老年人罹患的肩周炎，也有较好的防治作用。

踢毽儿还可以减压健脑。踢毽儿必须心到、眼到、脚到，不仅反应要迅速，动作也要准确、灵敏，毽子起落才能随心所欲。由于踢毽儿使大脑皮层建立起新的兴奋灶，因此对于调节高级神经活动，缓解心理压力十分有效。多人踢毽儿又叫走毽儿，相互配合要心领神会。大家围在一起，您一脚，我一脚，飞舞的毽子牵动所有人的眼球，调动所有人的责任感，激发所有人团结进取的精神。其间有说有笑，有喊有叫，气氛自然融洽而热烈。

太极拳健身妙处多

太极拳博大精深，是祖国传统的健身瑰宝，具有独特的修身、健身、防身理论和效果，受到广大群众喜爱，并以其特有的魅力，不断地走向世界。

太极拳具有充分调动人的精神能动性的巨大作用。太极拳讲究松静安舒，周身协调，通畅气血，阴阳平衡，以意领行，导引经络，气贯全身，神形合一；它从整体上把握人体状态的锻炼调整，对神经系统和内脏器官状态的调整具有特效。

太极拳讲究柔顺，刚柔相济，随机转化，舍己从人，以柔克刚，利于人们心态、心理的调整，发挥正面A型性格，减少内向性格影响，增进人们的身心健康。

太极拳讲究松静自然，对于解除精神紧张，提高精神对环境的适应能力具有特殊的功效。太极拳讲究保持舒畅的腹式深呼吸，促进内脏的蠕动，起到调整内脏、提高功能的作用。从事太极拳锻炼的人群普遍感受到它具有强身健体的特殊功效。

多年来，对中老年人群的心电、脑电及血脂水平的定量测试表明，太极拳锻炼对心脑功能状态有一定程度的改善，长期练太极拳的人的脑电波中a波（觉醒波）占明显主导地位，主峰突出，波频率同步化、有序化，大脑机能进入良好的觉醒状态。从现代医学观点看，这种状态能极大地增强人体内脏功能及免疫能力。

不仅如此，太极拳能改善老年人的情绪、睡眠、性格、记忆力与动作稳定性，促进心脏功能、代谢功能的提高，有显著的抗衰老效果。

养生小招式——敲胆经

敲胆经是中医穴位疗法，主要目的在于刺激胆经，强迫胆汁的分泌，提升人体的吸收能力，提供人体造血系统所需的充足材料。

那具体的做法是怎么样的呢?

动作要领：大腿外侧的 4 个穴位点，用力敲打，每敲打 4 下算一次，每天敲左右大腿各 50 次，也就是左右各 200 下。由于大腿肌肉和脂肪都很厚，因此必需用力，而且以每秒大约两下的节奏敲，才能有效刺激穴位。

对于想瘦身的人士来说，敲胆经还能带来额外的效益。由于敲胆经可以使胆经的活动加速，将大腿外侧堆积在胆经上的垃圾排出，因此，这个运动直接就会使臀部和大腿外侧的脂肪减少，大约一至两个月就会感觉裤管变大了。

患有脂肪肝和胆结石的人，这个方法是最简单而且最有效促进健康的方法。

由于胆经是一条从头到脚的经络，其中多数的经络都和其他经络相邻，唯独在大腿外侧的一段，只有一条胆经，而且这段胆经敲打起来最为顺手。因此我们经常建议朋友们每天都敲胆经。

敲胆经会直接刺激胆汁的分泌，这是治标的方法，没有立即解决胆或肺的问题，只是直接刺激胆经强迫胆汁分泌，使人体能够生产足够的材料，血气便能逐渐上升。也由于这个原因，在肺和胆的问题没有完全解决之前，敲胆经就成为每天必要的功课。

肺和胆的问题必需等到身体的血气很高才能完全解决，那需要很多年的时间。因此通常我们都建议大家最好将这个运动养成为终生的习惯，反正每天只要 10 分钟不到就可以完成了。

增加运动量非常重要，告别懒惰、以步当车、不乘电梯、多做家务都是消耗热量的好方法。

预防老年痴呆症的简易有效运动

现在小区花园里锻炼的人越来越多，而且主要以中老年人为主，看来大家已经越来越多地意识到锻炼对身体的益处了。在这里将几种简单有效的运动推荐给老年人，不但能延缓脑神经细胞的硬化，还可预防老年痴呆症。

每天清晨及傍晚在空气清新的地方快步走一小时：快步走可以运动腰下部的紧张肌，提高摄氧量，有助于刺激脑细胞，防止脑细胞退化，对老年痴呆症的预防有理想的效能。

经常做手指动作的头脑体操：经常做使用十指指尖的细致活动，如手工艺、雕刻、制图、剪纸、打字，以及用手指弹奏乐器等，能使大脑血液流动面扩大，促进血液循环，有效地按摩大脑，能帮助大脑活泼化，预防痴呆。

经常使用手指旋转钢球或胡桃，或用双手伸展握拳运动：手指是大脑最突出部分（康德语）。如经常做上述运动，可刺激大脑皮质神经，促进血液循环良好，增进脑力灵活性，延缓脑神经细胞老化，可预防老年痴呆症。

实施头颈左右旋转运动：这种运动不但可使上脊椎的转动变得滑顺，预防老年人罹患椎骨脑底动脉循环不全的病症，还有延缓脑动脉硬化、预防老年痴呆症的功效。其方法是先将头颈缓慢地由左向右旋转100圈，再将头颈由右向左旋转100圈，随时随处可做，方法简易，效果卓著。

•身体好，全靠自己努力•

生命在于运动。常言道：“好吃不如饺子，舒服不过倒着。”其实，我倒觉得：躺着不如坐着，坐着不如站着，站着不如走着。人要是躺久了，四肢倦怠，更觉疲惫。人不能懒，不能太宽容、放纵自己。

除了身体“好动”以外，人还要保持心理的平和。遇到事情时别总是找客观原因，要多从自己身上找原因。这样便能心态平和，心平气和。一个人不能竖着比，即不与比自己年轻或是年纪大的人去比，而要横着比，即与同龄人相比，这样才能既不气馁也不骄傲。

总之，身体好不是谁的赏赐，全靠自己的努力。

李辅仁

专家提醒：推拿按摩虽好，并非人人皆宜

我们平时接受推拿按摩疗法，主要是用于消除疲劳、缓解精神紧张等，一般都能取得较好的效果。而作为一种治疗方法，推拿按摩能治许多疾病，但并非人人适宜。以下就介绍它的适应证和禁忌证，供大家参考，以便能取得满意的效果。

适应证：

闭合性的关节及软组织损伤：如腰椎间盘突出症、腰肌扭伤、梨状肌综合征、膝关节副韧带损伤、腕关节扭伤、指间关节挫伤等。

剔牙百害而无一利，只要采用正确的刷牙方法，就能起到清洁牙齿和口腔保健的作用。

肌肉、韧带的慢性劳损：如颈肌劳损、背肌劳损、腰肌劳损、跟腱炎、网球肘等。

骨质增生性疾病：如颈椎骨质增生、腰椎骨质增生、跟骨骨刺等。

周围神经疾患：如面神经麻痹、肋间神经痛、坐骨神经痛、腓总神经麻痹。

内科疾患：如神经官能症、气管炎、胃炎、胃下垂、半身不遂、高血压、冠心病、糖尿病、胆囊炎、腹胀、头痛。

五官疾患：近视、耳鸣、咽喉炎、鼻窦炎。

妇科疾病：如月经不调、盆腔炎、痛经、闭经、乳腺炎、子宫脱垂、更年期综合征。

儿科疾患：小儿肌性斜颈、夜尿症、小儿脑性瘫痪、臂丛神经损伤、小儿麻痹后遗症、小儿消化不良、小儿腹泻。

皮肤病：黄褐斑、痤疮等。

禁忌证：

开放性软组织损伤：如撞伤、刀伤等有皮肤破损者。

皮肤病变的局部：如溃疡性皮炎、烫伤、化脓性疾病等。

各种类型的骨折处。

传染性疾病：如肺结核、病毒性肝炎等。

有严重出血倾向者：如血友病、血小板减少症等。

妊娠妇女的腹部、腰骶部。

饥饿、过度疲劳及酒后。

小常识：饭后“走”与“不走”因人而异

“饭后百步走，活到九十九”，这是千百年来健康长寿的谚语。而近年来，又有“要想活到九十九，请您饭后不要走”的说法。这两种说法是对立的，使人们无所适从。其实饭后“走”与“不走”，应因人而异，动静结合，适可而止，乃是上策。

从消化生理功能来说，饭后胃正处于充盈状态，这时必须保证胃肠道有充足的血液供应，以进行初步消化。饭后适当休息一下，可保证胃肠道能得到更多的血液供应量。根据脑生理科学家的研究表明：有些人的“吃饱”，不过是胃感觉到了胀满，而营养却没有吸收进体内，身体仍处于“饥饿”状态。在短短十几分钟的进餐过程中，吃进去的食物根本来不及消化，就更不用提吸收了。这个时候匆忙起身而走，势必会有一部分血液集中到运动系统去，这样就延缓了消化液的分泌，破坏了胃的正常消化，容易诱发功能性消化不良。

因此，“饭后百步走”并不适合所有的人，它只适合于平时活动较少，尤其是长时间伏案工作的人，也适合形体较胖或胃酸过多的人。这些人如果饭后散步20分钟，有助于促进胃肠蠕动，有助于胃肠消化液的分泌和食物的消化吸收，是有利于身体健康的，但至少应在饭后20分钟后才开始百步走。饭后匆忙走动所消耗的能量，实际上是透支了进餐前的体能，人体内的血液就会更多地分布于躯干、四肢等活动部位，使胃肠道血液供应量相应减少，消化酶的分泌也随之减少。此时要是紧跟着再做一些对灵敏性和准确度要求较高的活动或工作，比如驾驶，则很容易导致不良后果。据美国保健学会专家的调查发现，许多车祸的发生与肇事者饭后立即驾驶有关。这是因为饭后血液都集中于胃部，大脑缺氧现象严重，注意力难以集中，反应速度减慢，灵活性下降。

提倡“饭后不要走”也不是没有道理。有些人饭后是“不能走”的，如体质较差，尤其是患有胃下垂等病的人。这些人饭后不宜散步，就连一般的走动也应减少。因为饭后胃内食物充盈，此时再进行直立性活动，就会增加胃的振动，加重胃的负担，引起或加重胃下垂。特别是老年人消化功能减退，如果饭后胃肠血液供应不足，不仅会影响食物消化吸收，还会引起消化不良症。对于患有高血压、动脉硬化等心血管疾病的老年人来说，饭后胃肠活动增加，胃肠部的血流增加，脑部的血流相应减少，饭后的确不宜立即“百步走”。

提倡每次步行或慢跑锻炼时，里程应掌握在3公里左右；一星期锻炼不少于5次。

另外，冬季气温低，室内外温差较大，进餐的时候吃得红光满面、大汗淋漓，要是匆忙离开餐厅，在瑟瑟的冷风刺激下行走，汗腺及皮下组织中的毛细血管骤然收缩，容易引起风寒头痛，还加大了心脏的供血负担。因此，饭后适当静坐，闭目养神30分钟后再活动比较合适。

• 多做深呼吸运动对身体有益 •

办公室人员由于坐姿的局促和固定，只采用通过肋间肌和肋骨运动的胸式呼吸，这样的胸式呼吸受制于伏案工作，每次的换气量较小，正常呼吸频率下通气不足，造成体内二氧化碳累积。加上长时间用脑，容易导致脑部缺氧，出现头晕、乏力、嗜睡等办公室综合征。因此，不论能否改变工作环境，首先要改变呼吸方法。处于坐姿时，正确的呼吸应该缓慢而深入，使充足的氧气进入肺的深部进行气体交换。呼气的时间应是吸气时间的两倍，多用鼻而不是用嘴来呼吸。多做深呼吸运动，对身体有益。

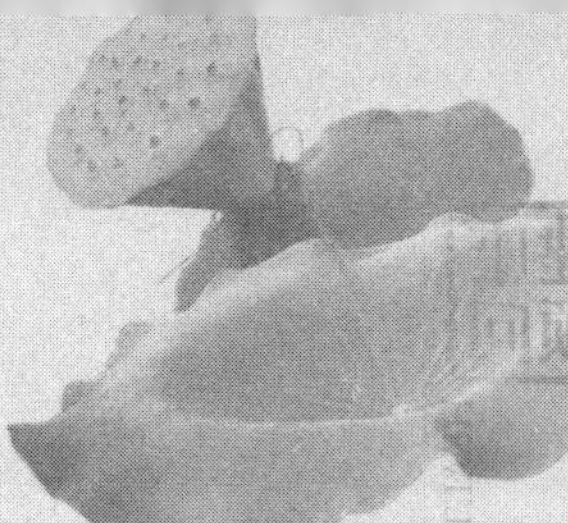

第三章

HEALTHY CONSULTANT

心理调适：顺心达意，劳逸有度

您的心理健康吗

现代健康概念早已超出人们的传统认识，它不仅指生理上的健康，还包括心理和社会适应等方面的完好状态，即身、心两个方面。而心理健康已成为现代健康概念中一个不可缺少的部分。

一、什么是心理健康

心理健康的概念随时代的变迁、社会文化因素影响而不断变化。结合心理学家的不同说法，心理健康应具备“五有”：有正常的智力，有稳定的情绪，有良好的社会适应能力，有和谐的人际关系，有健全的个性。而保持良好的心境则是保证心理健康的重要前提。

二、心理健康的标准

美国著名心理学家马斯洛为心理健康提出了9条标准：

对现实具有高效率的知觉；

具有自发而不流俗的情感；

能悦纳自己，悦纳他人，接受自然；

在其环境中能保持独立，能欣赏宁静；

注意基本的哲学和道德理论；

对平常的事物，如朝旭夕阳，甚至每天的例行工作能经常保持兴趣；

能和少数人建立深厚的友情，并具有乐于助人的热心；

具有民主的态度、创造性的观念和幽默感；

能承受欢乐和忧伤。

同时，心理学家认为，健康的心理还应当具备：

1. 正视现实

心理健康的人能和现实保持良好的接触，对周围的事物有清醒、客观的认识；既有高于现实的理想，又不沉迷于过多的幻想；对生活中各项问题、各种困难和矛盾，能切实地予以处理，而不企图逃避，处处表现积极进取的精神。

2. 了解自我

心理健康的人具有自知之明，不但了解自己的优缺点及各方面条件，还了解自己的能力、性格、爱好及情绪与动机，并据此安排自己的生活与工作，从而在求学、谋职或恋爱等方面做出正确的抉择，增加成功的几率。

3. 善与人处

心理健康的人乐于与人交往，既对别人施与感情，也能欣赏并接受别人的感情，因而能和多数人建立良好关系；在与人相处的过程中积极的态度（如尊重、信任、喜悦等）多于消极的态度（如嫉妒、怀疑、憎恶等）。

4. 情绪乐观

心理健康的人心胸开阔，情绪稳定、乐观，常向光明处去看，不往黑暗处去钻。热爱生活，积极向上，对未来充满希望，遇有烦恼能自行解脱。

5. 自尊自制

心理健康的人谦而不卑，自尊自重，在社会交往中既不狂妄自大，也不退缩畏惧；在行为上独立自主，既能有所为，又能有所不为，好的就主动去做，坏的就自我克制，纵有引诱也不为之所动。

6. 乐于工作

心理健康的人能把自己的聪明才智在工作中发挥出来，并能从工作中

长寿诗：天天三笑容颜俏，七八分饱人不老，相逢借问留春术，淡泊宁静比药好。

得到满足感，工作对他来说不是负担而是乐趣。

【专家提示】

心理健康可以帮助人们从精神上战胜疾病，科学地进行养生与保健，从而达到真正的完好状态。

战胜职业压力的心理诀窍

领导艺术是领导者的必修课，其中如何进行有效攻心战，如何能有效地减轻工作带来的压力成为评价领导艺术的重要指标。作为领导者，级别与压力成倍数的增长，在巨大的压力之下，如何才能把握正确的心理诀窍？

心理分析专家认为，把好职场心理关，应当主要抓住两大方面：职场工作环境调整和自身心理调节。

一、职场工作环境调整

有些不善减压的领导习惯于事无巨细一把抓，自己体累，属下心累，到头来大多费力不讨好。而善于减压的领导则善于从全局着眼，将权力与责任进行有效的分配与权衡，激励下属分享权力，进退与共。这样不仅能正确分化与弱化职业所带来的压力，还能在很大程度上提高工作效率。因此，改变和调整职场的领导观念与方式是极为重要的。

分化职场压力的主要方法有：

1. 以心交心——恩压法

多给属下一些关心与生活上的照顾，以心交心。按照美国心理学家格拉泽的观点，“爱与被爱是人类最基本的心理需求，对它的充分满足会极大地增强一个人的自尊自信”，恩压属下，是为了极大限度地调动他们工作的积极性和成就动机。

2. 用人不疑——信压法

“用人不疑，疑人不用”，认清属下的人品与能力之后，根据实际情况进行委任与权责下放。用信任激发属下的责任感，让他们感到被尊重，被爱护。

3. 适当距离——弹压法

利用弹压法推动下属不安于现状，不自我陶醉。适当设置下属的不安全感，令他们免生骄傲自满情绪，而是通过不断努力工作来取得业绩。心理学研究表明，焦虑过大会使人精神崩溃，焦虑过小会使人无动于衷，焦虑适中会使人不断努力。

分化职场压力是战胜职场压力值得推荐的一种方式，将领导者所受的压力分散开来，以便能够以更好的心态迎接更高职业地位的挑战。切忌“把所有问题都自己扛”。领导者若不懂得卸载压力，必将陷入工作狂的泥潭当中不可自拔。

二、自身心理调节

除了外界给人带来的压力之外，还有一部分来自于人们自身，“事由心生”说的就是这个道理。自身心理的调节方法有很多，下面就来介绍几种实用而简便的方式：

1. 放慢节奏——欲速则不达

如果您被紧张的工作压得喘不过气来，最好立即把工作先放下，或放慢一些，轻松休息一刻，可能会使您做得更好。总是感到紧张与压迫，会使人身心疲惫，办事能力下降。

2. 合理作息——以逸待劳

合理地安排作息时间，严格执行自己制定的作息制度，使生活、学习、工作都能有规律地进行。如果长期处于过度劳累状态下，不仅会给自己遗留大堆的心理垃圾，更会给身体健康带来严重的危害。

3. 及时处理心理垃圾

注意培养良好的心态，加强心理修养，养成自己作心理分析的习惯。

健康是指躯体的、精神的及社会适应上的完好状态，而不仅仅是没病和不感到虚弱。

可以考虑与心理医生交朋友，以期经常得到他们的帮助。

4. 凡事需量力而行

正确地评价自己，永远保持一颗平常心，不要与自己过不去，不要把目标定得高不可攀。凡事需量力而行，适时调整目标未必是弱者的行为。

5. 齐家方能平天下

处理好事业与家庭的关系。家庭的和睦与事业的成功绝非水火不容，它们的关系是互动的，“家和万事兴”，无力“齐家”者恐怕也无力“平天下”。

6. 成而不骄，败而不馁

面对压力要有心理准备。要充分认识到现代社会的高效率必然带来激烈的竞争和挑战，对于由此产生的某些负面影响要有足够心理准备，免得临时惊慌失措，加重压力。同时心态要保持正常、乐观豁达，不为逆境而心事重重。

7. 大事清楚，小事糊涂

要培养宽广豁达的胸怀，与人为善，大事清楚小事糊涂。郑板桥一句“难得糊涂”传诵至今，就是因为其中道出了人生至理。

8. 丰富个人业余生活

多发展个人爱好。生活情趣往往让人心情舒畅，绘画、书法、下棋、运动、娱乐等能给人增添许多生活乐趣，调节生活节奏，从单调紧张的氛围中摆脱出来，走向欢快和轻松。

【专家提示】

压力的不断累积不仅会给人的心理带来难以承受的负荷，同时也能成为身体疾病的诱发因素，现代医学证明，心脑血管病症及肿瘤的发生与心理因素密切相关，正确掌握分解压力的诀窍，给自己一个心理释放的空间。

• 工作与健康 •

工作就像一只皮球，掉下去还会弹起来，不必过分在意；而健康就像一条单行线、一个空心玻璃球，一旦落下即会粉碎。生命有限，健康无价，有了健康并不等于有了一切，但没有健康就等于没有一切。

钟南山

如何度过中年心理危机

一、心理危机爆发的先兆

人到中年常常会受到这样或那样心理问题的困扰，先来看看心理危机爆发的先兆：

1. 越来越爱抱怨

时间在平淡中流逝，您开始越来越频繁地抱怨生活的乏味与枯燥。累积的工作压力让人有种窒息的感觉。

2. 突发的冲动

经过多年的打拼，终于赢得了自己在事业上的一席之地。您是不是突然对越野、探险类的运动动了念头？

3. 整容

看着镜中的自己，萌发出整容的念头。是不是该把额头上渐现的抬头纹抹平，还是该把肿胀的眼袋消除？

4. 出轨

多年的婚姻锉平了这些细腻的情感，心中会有一种重归软弱的感觉，在人性和情感方面更为敏感和脆弱。年龄带来的仓皇失措和长久生活带来的惯性双重夹击中的您，有没有想过用一场新鲜热辣的恋情来证明自己的魅力？

5. 性冷淡

您对做爱失去了兴趣。与爱人间的公式化生活，让您开始感觉疲倦。

6. 酗酒和吸烟

忽然间失去了对烟酒的把控能力，吸烟量越来越大，经常会出现醉酒的状况。

7. 沮丧感

意外事件的冲击，让您时常会出现沮丧的感觉。您的心中开始怀疑人生的一切，对人生的态度也变得比从前消极。

8. 过度怀旧

不断开始回忆自己的青年时光，开始怀疑自己当初的决定，脑海中会出现如果当初我不……样就好了。

看看您的选择，如果出现了 3 条以上危险信号，赶快关注一下您的心理，调整心态，及早走出心理深处的困境，平稳地度过心理危机。

二、心理危机的主要表现

1. 孤独感

工作忙碌的中年男人负载着家庭和事业的重担。上有老下有小的生活状态，让他专心在自己的世界里打拼，很少能够拿出时间来与别人进行交流。内心世界的封闭，激烈的外部竞争，让很多人都找不到心灵倾诉的对象。正如有中年人对自己感受的描述那样：“在这个世界里，我感到孤独、嫉妒、愤怒、紧张。”这种孤独感和对他人的排斥感加剧了中年人的情绪危机。

2. 敌意情绪

对于生活困难的人，中年男人往往会表示同情；而对于那些平步青云、超越自己的人，却往往会生出敌意。这种消极的情绪，很容易导致一个人的心灵发生扭曲，从而导致自己牢骚满腹，痛苦不堪，发生严重的心理危机。

3. 内心沮丧

有部分中年男人会突然感觉周围的人和事变化太快，而自己无法适应这种变化带来的要求。沮丧的情绪常常会扩大生活的不幸和自身的挫败感，导致悲观失望。因此，对于被持续强烈的沮丧情绪困扰的中年男人来说，很有必要接受心理咨询与治疗。

4. 精神压抑和焦虑

社会给男人的压力对于中年男人尤甚，中年男人被要求要建功立业，这些压力造成他们无穷的心理压力。而“男儿有泪不轻弹”的传统观念，使很多中年男人强行压抑自己的精神与心情，久而久之造成了抑郁症状和焦虑症状。

三、心理专家教您破解方案

1. 自我接纳法

首先应当明白，成长与衰老是每个人的必经之路，无论是皱纹还是白发或者疾病，都是人生衰老过程中很难避免的。您应该从心底去接受这种状态的改变，积极乐观地发现：除了岁月的增长，还有您阅历的丰富。尝试着努力接受现实吧！

2. 理性面对法

对自己的疾病以及挫折应该理性面对。从主观意念上，把这些都当作是一种挑战。当您成功战胜这些时，会有一种征服感和满足感。

3. 进取突破法

俗语说“活到老，学到老”，人生就是一个不断学习的过程。只有不断进取，才能体会到事业所带来的成就感与荣耀。

• 和所有的男性，特别是40岁以上的中年男性一起分享 •

少一小时忧虑，多一小时欢笑。

少一次午餐会，多一次松弛时间。

少一星期紧张生活，多一次休息。

少一晚的社交聚会，多一晚用于阅读有趣的图书。

少参加一次酒宴，多一次与家人共进晚餐。

少一小时在灯光下，多一小时在日光下。

少一小时在汽车里，多一小时步行。

少一小时工作，多一小时去医院检查。

少吃一份肉食，多吃一份蔬菜。

少一次酒会，多一小时睡眠。

心理按摩技巧

随着社会的飞速发展，经济的急速膨胀，伴随而来的生活节奏也越来越快，尤其是常坐办公室的人士，交际的繁琐，应酬的繁多，无形中给自己的身心都带来了很大的压力，而心理的“累”是导致身体不良反应的根本所在，如何给自己心理减压，就显得非常必要了。

在这里介绍大家几招可以缓解心理压力的方法，在日常的生活和工作中都可以尝试一下。

幽默：是一种美丽的转化剂。它可以把烦恼转为欢畅，让痛苦变成愉快，将尴尬变为自然，缓解生活中的矛盾和冲突，给人带来欢快的情绪。

倾诉：是一种自我心理调节术。生活不会一帆风顺，向亲朋好友吐露郁积在心头的苦闷，是排解不良情绪的好办法。

游戏：于玩乐中放松自己。游戏不只属于孩童，它应该陪伴我们走过整个人生。哪里有开心的游戏，哪里就一定充满笑声，少有忧愁。

遗忘：对痛苦的遗忘是必要的，沉湎于旧日的失意是脆弱的，迷失在痛苦的记忆里是可悲的。遗忘不是简单的抹去回忆，而是一种振作，一种成熟和超脱。

运动：运动的好处自然不言而喻。喜动者可跑步、爬山、打拳、练剑等。喜静者可饱览群书、习字练画、养花钓鱼、下棋打牌。凭您的兴趣，找一种适合自己的活动方式，学会休闲、适度放松，才能拥有健康的身心状态。

阅读：您会发现另一方洞天。与书为伍，同这些人交友谈心，可使您变得更加睿智、大度和富有才情，还会使您热爱生活，更加珍惜现在拥有的一切。

写作：这是一种提神益脑的健康生活方式。当您感到有话说而无听众时，当您感到压力大又不愿向他人诉说时，不妨就说给自己“听”，这样可缓解心理压力，调节情绪，使倾斜了的心理天平重新恢复平衡。

【专家提示】

中年是人生最容易爆发心理危机的阶段，这个阶段需要来自亲人和家庭的帮助和理解，更需要自己内心的调节，多转移一下注意力，分散工作中的压力。

亚健康专题

亚健康的自我评测

亚健康是指处于健康和疾病两者之间的一种状态，即机体内出现某些功能紊乱，但未影响到行使社会功能，主观上有不适感觉，是人从健康到疾病的中间阶段。

亚健康状态主要表现为长期持续的疲劳、失眠、多梦、恋床、四肢无力；经常性感冒，无名低热；精神难以集中，感觉迟钝，记忆力减退；总是心惊肉跳，烦躁不安，怕去某些地方和场合，怕见某些人物；易怒，情绪低落，犹豫不决，淋巴结肿大、性功能减退等。

请您根据下面选项和自己的实际情况，进行亚健康状态自我评测。

序号	内　容	得　分	
		是	一般
1	平时会出现头发经常性、持续性的脱落。	□5 分	□2 分
2	时常会感到情绪有些抑郁，面对着窗外发呆。	□5 分	□2 分
3	最近越来越记不住事情，明明是昨天刚刚想好的事，今天却怎么也记不起来。	□10 分	□5 分
4	经常失眠，早晨起床精神倦怠，睡眠质量糟糕。	□10 分	□6 分
5	吃饭提不起兴趣，即使是平时最爱吃的菜也感觉味同嚼蜡。	□5 分	□3 分
6	体重越来越轻，或有减轻趋势。	□10 分	□5 分
7	内心深处害怕走进办公室，觉得工作令人厌倦。	□5 分	□2 分
8	有自闭症式的渴望，不愿面对同事和上司。	□5 分	□3 分
9	抵抗力越来越差，经常性的感冒。	□5 分	□2 分
10	性能力下降，妻子（或丈夫）对您表示了性要求，但您却经常感到疲惫不堪，没有什么欲望。	□10 分	□6 分

【专家提示】

25分以下　恭喜您，现在您还处于健康状态。继续保持和进一步改善您现在的生活习惯。

26～45分　健康警钟已经敲响，需要及时纠正调整您现在不良的生活习惯。

46～65分　您需要好好反思您的生活状态，加强锻炼和营养搭配，适时调整心态，积极面对生活。

66～70分　您目前的健康状态不容乐观，如果感觉心理压力太大和身体不适，就去找医生吧。

亚健康状态种种

有调查结果显示，像北京那样的大都市，有近70%左右的人群处于亚健康状态！其中还包括部分大中小学生在内！亚健康不像我们想象的那样，仅仅指心理调适不当出现的情况，还包括其他方面引起的亚健康。

运动缺乏之“亚健康”

在“亚健康”的形成原因当中，首推运动缺乏。众所周知，生命在于运动，想有健康的身体，就必须经常活动。而在城市生活当中的人们，由于体力劳动已经相当有限，因此，平时积极参加体育运动就显得特别重要。在我们调查的亚健康人群中，有近80%的人不爱运动，或者不经常进行运动，有的只是每周或每月才运动一次，部分人有近十年没有参加过一次体育运动。而那些经常运动的人群中，几乎没有一位朋友平时会感觉身体不适，身体方面的活力也明显优于运动缺乏者。

另外，经常参加体育运动的人，思维速度明显优于运动缺乏者。经常运动有利于大脑思维细胞的休息，加快了大脑的反应速度。

过度疲劳之“亚健康”

时下，因工作时间过长、强度过强而引起的状态不好的现象，比比皆是。特别是那些被称为“白领”的人士，虽然每月收入较高，但因工作量过大，每天超强度工作及加班，体力和脑力常常出现透支现象，特别容易引起过度疲劳的亚健康状态。近十几年来，越来越多出现的“过劳死”现象，也证明了过度疲劳的致命影响。当然，我们不希望大家只有当身体对疲劳承受不了时才去考虑健康的问题，在日常的生活工作中就应注意劳逸结合。

暴饮暴食之“亚健康”

“民以食为天”，饮食本来是人的正常行为，但暴饮暴食却会给身体带来许多问题。开始只是引起形体肥胖、血脂升高，随后就会出现体力下降、记忆力减退、工作效率下降、性功能减退、生育能力下降等，从而引发亚健康状态。

精神紧张之“亚健康”

工作的压力、收入的压力、发展的压力、生活的压力、竞争的压力等等，遇到这些当今社会能说得上的各种压力，如果没有很好的排解办法，都会影响到身体健康。偏偏在这个问题上，有许多人就是想不开，非要与它们较劲，结果，使身体健康状况每况愈下，稍不注意就会患病，总是感觉自己精力不足，工作效率差，生活质量不好。这些都属精神过度紧张引发的“亚健康”状况。

睡眠不足之“亚健康”

有一则关于失眠症的报道说，英国伦敦市的失眠人群比例高达34%以上，他们当中大多数人连续失眠时间都在半年以上，有些甚至已有四五十年的历史了。前些年对北京市民的调查也显示城市中有大批的失眠人群。这些人的健康状况已经属于病态，自然不必说了。现在城市当中，有一些人不是失眠引起睡眠不足，而是自己不好好睡觉，总是透支自己的体力和睡眠，整天熬夜、通宵打麻将、泡网吧等，也是引起身体出现“亚健康”状况的重要原因。

滥用药物之“亚健康”

这也是一种不容忽视的“亚健康”制造方式。除了大众已经开始重视的抗菌药物滥用引起的不良后果外，还有两种更为隐蔽的药物滥用现象需要大家了解，那就是许多慢性病患者的药物滥用和各种保健品（尤其是“壮阳补肾”品的滥用更为严重）。比如，高血压病患者开始可能只须服一种药来降压，但后来发现其效果不佳，于是，又增加或改用另一种降压药，并且增加一些能解决其临床不适症状的其他药物。但是，药物都有一定的副作用，对于中老年男性来说，长期服用降压药就特别容易引起排尿困难，并引起勃起功能障碍，此时，医生又会给患者增加治疗阳痿的药、治疗前列腺增生症的药……其结果就是身体越来越不舒服，体力也会越来越差。如果说这种情况还属治病过程中出现的必然现象，那么，那种滥用“壮阳补肾”药的情况却需要大家更为重视了。正常人体在一般情况，只要做到合理饮食、经常运动、注意睡眠，就不会有什么特别的健康问题困扰了，不需要什么“补品”。可是偏偏就有些人喜欢这个，以为平时有了保健品，健康就会没问题。其实，那是大错特错的！一句话，任何一种保健品，如果不是您的身体的需要，都会对您的健康产生不利影响，甚至是引起某种疾病产生的重要因素，比如糖尿病就多是“大补特补”制造出来的。

节食减肥之“亚健康”

有些人减肥没有耐心，总是希望一夜之间就变成一个健美身材，于是，采取节食的方法来减肥。其实，这样做不仅效果不明显，而且很容易引起头晕、全身乏力、记忆力减退、精力不集中，有些甚至出现晕倒现象。其实，健康的减肥方法应是：对病理性的肥胖，需先解决其身体的疾病，然后再考虑减肥；而单纯性肥胖者，则建议总量控制饮食、积极运动、素食杂食为主。

有病不治之“亚健康”

有些人自以为身体很好，不仅平时不爱惜身体，具有多种不良生活方式习惯，而且，在身体出现不适症状，甚至是明显的病理变化时，也死活不愿意去看医生。有些情况下，虽然经过自我调节，身体缓过来了，但长期这样做的结果，身体会越来越差，精力越来越不好，稍不注意就会“大

精神健康与身体健康一样需要人们去努力培养，要建立健康的人生观与世界观，这是心理健康的基础。

病一场”。这就是有病不治的后果。

性乱不洁之“亚健康”

正常、清洁、规律的性生活对人的健康是有好处的，但性乱不洁则是健康的“大敌”。且不说性乱不洁引起的性传播性疾病感染，单就性生活不规律、放纵而造成的精神紧张，体力透支，心理变态等，就会影响日常的工作和生活。许多不到40岁的男女出现许多以前老年人才会患的疾病，就是这一行为的后果之一。

饮酒过度之“亚健康”

饮酒过量会对肝产生毒性，引起大脑细胞提前坏死、前列腺疾病、不育症等，已众所周知，不需多说。在此再次强调，是因为中国的那种劝酒习惯实在太让人害怕了。不管是为了朋友，还是为了工作，也不管您会不会饮酒，只要一上餐桌，十有八九会出现劝酒现象。有些甚至是“逼酒”。于是，就有了许多生意人、基层单位的公务员过早死于“酒精性肝硬化”、“肝癌”。其实，患这些疾病之前，他们的身体已经处于“亚健康”状态了。如果大家能够注意一些，酒精引起的健康问题多可以避免。

【专家提示】

关注女性健康首先要从关注女性的亚健康做起，我国的医学教育科研机构应尽快对女性的亚健康状态立项研究。广大女性在关注自己身体是否健康的同时，也应经常审视一下自己的精神状态是否饱满，是否劳逸结合、张弛有度，善于在生活中调整自己的心态。

• 钟南山分析"健康" •

所谓"健康"，是躯体、精神以及社会交往等方面的完美状态，而不仅是没有疾病或身体虚弱，包括身体健康、心理健康、社会适应良好和道德崇高四个方面。如今，有大量的企业家和白领却处于亚健康状态。有统计表明，中国30~50岁的高收入者的自然年龄要比其生理年龄小10~13岁，"老得快"。中国保健科技学会曾在全国的14个省（直辖市）就亚健康比例进行过统计，广东的这项比例高达73.77%，仅次于北京。

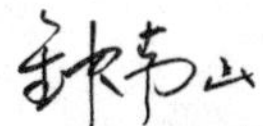

亚健康状态的预防和治疗

正确认识自我，转变健康观念。充分认识自己的能力和体力，不追求过高的目标，同时要注重健康，注意身体，无病要防病，防患于未然。

（1）提高对亚健康的认识。尤其是对亚健康的发生、发展及危害性的认识和了解，知晓健康 → 亚健康 → 疾病三者之间的转化关系。

（2）保持最佳心态平衡。现代医学认为，不良心态 → 不良生理功能 → 疾病。如大怒、大喜均可导致血压增高，心率加快，诱发心绞痛、心率失常、心肌梗塞、脑溢血，甚至导致猝死。老年病70%~80%以上属于心身疾病。因此要注意保持愉快的心情，不与人争执计较，提高自己的品味，使自己成为一个受欢迎的人。而不良心态使神经内分泌系统受到干扰，免疫系统功能低下，导致恶性肿瘤发生。

（3）改变不良生活习惯。包括不合理的饮食、吸烟、精神紧张和缺少运动。WHO的调查，当今影响人们健康的主要因素中，不良生活方式占60%，因此，我们衣、食、住、行、学习、工作和生活习惯，都应按照科

幸福不是钱多、房子大、地位高，幸福是内心的感受。

学的要求，做出合理的安排。

首先要调整合理的膳食结构。1977 年，美国参议院联合欧、日等国进行的调查揭示：100% 的不文明病、80% 的癌症，是因为饮食所造成的。我们要全面均衡营养，应以三低一高为原则（低脂肪、低糖、低盐、高蛋白），食用无农药、无化学制剂的食品，养成正确的饮食生活习惯，少食多餐，少油多菜，少盐多醋，少欲多施，少忧多眠，少愤多笑，还要忌烟酒、油炸、熏烤以及发霉的食品，粗细搭配多样化，多吃水果、蔬菜、豆制品，每天尽量吃 5 种蔬菜。少吃猪肉，适当吃些牛羊肉、鸡、鱼等。

其次要坚持运动劳逸结合。运动是健康之本，锻炼要持之以恒，运动要适度，坚持循序渐进的原则。如散步、慢跑、太极拳、游泳、跳舞、健身操等，因人而异，不可过度，不可盲动。文化娱乐要适度，坚持户外有氧锻炼。

（4）加强营养，增强免疫，预防疾病，确保健康。选用适合自己的保健品，保健品有利于整体调节，补充营养，改善摄入不足及免于体内能量超支，对亚健康改善是必要的。

职场人士常见的疾病与预防

过劳死，不容忽视的亚健康疲惫积累

中年是人体健康状况的转折阶段，从青年期隐蔽积累的疾病开始显山露水。长期的精神压力和工作劳累堆积，使得过劳死成为当今社会的日常现象。迄今为止，过劳死已经过早地夺走了很多国内外精英人物的生命，为人们敲响了警钟。

所谓过劳死，就是人们正常的工作节奏和生活规律被破坏，总是超负荷工作，使身体始终处于亚健康状态，积劳成疾，导致血压、血糖升高和动脉粥样硬化等病理变化，使机体因不能承受超强度的劳动而致死。

过劳死主要集中在生活压力大、事业心过强、事事追求完美、拼命工作的这一类高危人群身上。专家认为，出现以下情况就应当留意：浑身无力、容易疲倦、头脑不清爽、精神涣散、头痛、面部疼痛、眼睛疲劳、视力下降、鼻塞眩晕、起立时眼前发黑、耳鸣、咽喉异物感、胃闷不适、颈肩僵硬、早晨起床有不快感、睡眠不良、手足发凉、手掌发黏、便秘、心悸气短、手足麻木感、容易晕车、坐立不安、心烦意乱。

如何才能防止过度疲劳，脱离亚健康状态，摆脱过劳死的威胁呢？

调节饮食

合理调整饮食习惯，是防止过劳死的重要手段。

平时一定要注意营养均衡、合理搭配，不要不吃早餐。少吃油腻及不易消化的食品，减少甜食和钠盐的摄入。要多吃含蛋白质、脂肪和B族维生素丰富的食物，如豆腐、牛奶、鱼肉类，多吃水果、蔬菜，适量饮水。

适时降低工作强度，消除身体疲劳

长期废寝忘食地工作，会使体内产生很多毒素，有些毒素还随着血液进入大脑，引起中枢神经系统中毒。这不仅降低工作效率，还会诱发疾病或加重原有疾病。因此，不要透支体力和健康。当我们长时间加班加点工作时，就会感到心力不支、烦躁郁闷、睡眠欠佳、食欲下降。这时疲劳是一种信号，提醒我们身心已经超过正常负荷，应该适度休息。

减轻心理压力

乐观豁达，不过于追求完美，给自己和他人施加过大压力；要有节奏地生活和工作，注意劳逸结合；压力太大时及时寻求援助；培养一种兴趣，学习一两种放松的技巧，如太极、听音乐等。牢记4个最好：最好的医生是自己，最好的药物是时间，最好的运动是散步，最好的心情是宁静。

积极锻炼，减少其他疾病

合理的运动能增强心肌收缩力，增加机体的免疫力，加快人体的新陈代谢，推迟神经细胞的衰老，减少高血脂等身体疾病的发生率，可起到延年益寿的良好功效。

科学健身方法：（1）有氧运动，如跑步、打球、打拳、骑车、爬山等；（2）腹式呼吸，全身放松后深呼吸，鼓足腹部，憋一会儿再慢慢呼

长寿老人的性格多半是乐观向上的、知足自信的。

出；（3）做保健操；（4）点穴按摩。

定期体检

定期进行体格检查，可以对身体的健康状况作一个准确评估。同时也能够帮助人们及早发现异常，及早治疗。

•钟南山的五条养生之道•

1. 不挑食，一日四餐补充维生素。进餐原则是：每顿饭只吃七八分饱，蔬菜、鱼多吃，不太过选择，也不太忌口。平时不吃燕窝也不喝花旗参茶，但一直都吃多种维生素。

2. 一日睡 7 个半小时，坚持午休。平常晚 11 点半睡觉，早上 6 点半起床，中午再休息半个小时。基本很少熬夜到很晚。

3. 运动是生活第一需要。争取每周 3 次的运动。尽量从事一些非对抗性的体育活动，如羽毛球、爬山。

4. 有压力不窝在心里。人总有喜怒哀乐，不可能永远快乐。工作问题和领导、同事商量，生活问题多向家人倾诉。焦虑和压力会让人老得很快。

5. 每年体检，有病尽快治。每年一次的体检很必要，带病工作的代价太大了。有小毛病要及时处理，有病尽快治。

钟南山

抑郁，我们离你有多远

一、什么是抑郁症

抑郁症是指一个持续存在两周以上，以忧伤、悲哀或沮丧的情绪体验为主要特征，伴有相应的认知和行为改变，且损害自身社会职业功能的精神疾病。当前，抑郁症的患病人数不断增加，已成为严重危害人类心身健康的常见疾病。

二、抑郁症的临床表现

抑郁症的临床表现可分为核心症状、心理症状群与躯体症状群三个方面。

1. 核心症状

（1）心境低落。抑郁症的最重要的特征是情绪一落千丈，病人感到悲伤、忧郁、闷闷不乐、神情沮丧，整天无精打采，愁眉不展，伤心落泪，病人会感到绝望、无助与无用。

（2）对事物的兴趣丧失，没有乐趣。病人看人生灰暗无趣，没有色彩，没有味道，没有兴趣上班、读书、看报、看电视，即使以前很喜欢的活动，也均丧失兴趣，甚至不想与亲朋好友呆在一起。对一切都感到麻烦，认为一切都不值得去做。

2. 心理症状群

（1）焦虑。病人表现为烦躁，有一种大祸临头的感觉，坐立不安。还可能出现胸闷、心跳加快、尿频、出汗等焦虑的躯体化症状。

（2）自责自罪。病人对自己既往的一些轻微过失或错误痛加责备，认为自己的行为使他人感到失望，使自己感到内疚。认为自己患病给家庭、社会带来巨大负担，感觉自己对不起家人，对不起国家，对不起他人。

（3）注意力难以集中，办事犹豫不决，无法做出决定。还表现为记忆力的下降。

抑郁症患者应该接受常规的药物治疗。

（4）出现自杀观念和行为。轻者常常会想到与死亡有关的内容，或感到活着没意思；重则会有万念俱灰，强烈的生不如死的感觉，流露出自杀的言论；严重者会主动寻找自杀的方法，并反复寻求自杀。

（5）精神活动的迟滞。病人思维发动迟缓，思考问题缓慢，话少。在行为上表现为运动迟缓，活动少，整天卧床。

3. 躯体症状群

（1）睡眠紊乱。具体表现为失眠，难以入睡，多梦，半夜多次醒来，或者天亮前早醒。

（2）食欲紊乱。主要表现为食欲下降和体重减轻。

（3）疲倦、精力丧失。病人感到疲乏无力，做事力不从心，甚至懒于梳理，懒得说话。

（4）性功能减退。性欲减退乃至完全丧失。

上述抑郁症状持续两周以上，而且每天都有抑郁心境，高兴不起来。其严重程度影响到工作能力，学习能力，生活自理能力和社交能力，临床诊断为抑郁症。

三、抑郁症的预防与日常保健

1. 提高心理承受力

有些抑郁症患者起病与生活中的某些不良事件有关，所以，在心里保健中应该重视提高自己的心理承受能力，去适应外界的客观环境。

同样一件客观事物，每个人会产生不同的心理反应；不同的心理反应，会产生决然不同的处理结局。因此，预防抑郁症，必须做到以下几点：

（1）忍耐制怒

如果事业上遇到了挫折，工作中受到了委屈，家庭中碰上了麻烦。应该怎么办？大多数人的反应是：生气、愤怒、消极。不过，您可以这样想象一下：

①生气是拿别人的过失来惩罚自己；

②愤怒是用别人的错误来伤害自己；

③消极是取别人的攻击来打倒自己。

可想而之，如果遇到不顺心的事情就生气、愤怒、消极的话，只会加深矛盾的发展，加重双方生气、愤怒、消极的程度，与己、与事、与人都是有百害而无一利的。因此，忍耐制怒不仅表现一个人的文化素养和道德修养，也是一种养生之道。

（2）转移淡化

摆脱困扰的最好办法是情绪转移，保持乐观向上的思维方式。遇事不钻牛角尖，把一切烦恼、困惑暂时搁于一边。把注意力转移到别处去，避开烦恼，事过境迁，那些不愉快的事情就会淡忘化解了。可以选择读书、访友、逛公园、跑步、打拳、唱歌、跳舞、打牌、下棋等文体活动。阅读一本好书，是一种美的享受，在知识的海洋里幸福地遨游着，定会冲淡和忘却一切烦恼，运动时替换脑力和体力劳动，使肌肉和精神都得到放松。同时，在不知不觉中已经忘却了忧愁。

2. 适当的情绪宣泄

遇事能自我调节情绪，及时准确地宣泄不良情绪，是预防抑郁症的最好方法。

喜怒哀乐属于人之常情，“笑和哭”都是人们情感的一种自然流露，谁也阻止不了。而且，适当地“笑和哭”的确对健康是有利的。心理学家认为，强忍着眼泪就等于自杀。“哭”，会使心中的压抑得到不同程度的发泄，从而减轻精神上的负担。不过，宣泄要适度，适可而止。

3. 避免过分的完美主义

有些人，反复出现情绪低落的一个重要原因，就是过分地追求完美主义。平时制定的目标脱离实际，做的一些事情，往往达不到目的，甚至与目标适得其反。当事与愿违时，就会对自己的人生价值产生了怀疑，对人生也丧失了信心。这时，情绪便会一落千丈。因此，每个人都应该“自知之明”。对自己各方面都必须有一个准确的评价，既不要自负，也不要自卑，实事求是地对待自己、实事求是地对待别人、实事求是地对待一切。

4. 建立可靠的人际关系

一个人，平时除了一般朋友外，还必须找一些有道德、有修养、有知识、有见解、有头脑的好朋友。遇到不利事件时，就可以找那些完全值得信赖的好朋友倾诉、商讨一下。烦恼和困惑就会烟消云散。

5. 注意科学地睡眠、饮食、运动

失眠是情绪低落的普遍后果，充足地睡眠非常重要。

女性减肥时的过度节食会造成情绪烦躁，全面的营养、荤素的搭配、合理的膳食尤其重要。久坐不动、闷闷不乐、烦躁不安会影响全身内脏功能，体育锻炼在调节大脑和全身内脏功能的同时，也调节好了情绪，适当的锻炼非常重要。

6. 知足常乐，自得其乐，欢乐每一天

世上没有一帆风顺的事情，人生的道路大多是曲折坎坷的，但是要相信每个人的前途都是光明灿烂的。

7. 早发现早治疗

有上述抑郁症状者，如果持续两周不缓解应该尽早到医院进行评估检查，遵医嘱接受治疗。

•调整心态，远离抑郁•

我们必须时时刻刻勉励自己：比上不足、比下有余；有得必有失、有失必有得；大事讲原则、小事讲风格；知足常乐、难得糊涂、自得其乐。只有这样，我们才能愉快地过好每一天，我们才能彻底远离抑郁症。

焦虑其实也是一种病

一、什么是焦虑症

“焦虑”这个词在我们的生活中广泛使用，在日常用语中往往表达“害怕”相类似的意思，当我们在临床上说“焦虑”时，它指一种没有明确原因的、令人不愉快的紧张状态。而“焦虑症”指的是很大一类障碍的总称，广义的焦虑症不仅包括我们平时所指的焦虑症（一般性焦虑症），而且还包括强迫症、恐怖症、惊恐症、创伤后障碍等等。这里我们指的一般性焦虑症。

二、焦虑的症状

身体紧张：焦虑症患者常常觉得自己不能放松下来，全身紧张。

自主神经系统反应性过强：焦虑症患者的交感和附交感神经系统常常超负荷工作。患者出汗、晕眩、呼吸急促、心跳过快、身体发冷发热、手脚冰凉或发热、胃部难受、大小便过频、喉头有阻塞感。

对未来无名的担心：焦虑症患者总是为未来担心。他们担心自己的亲人、自己的财产、自己的健康。

过分机警：焦虑症患者每时每刻都像一个放哨站岗的士兵对周围环境的每个细微动静都充满警惕。由于他们无时无刻不处在警惕状态，影响了他们干其他所有的工作，甚至影响他们的睡眠。

三、焦虑的应对策略

面对出现焦虑症状的时候，我们大可不必惊慌失措，调节好自己的心态和正常生活作息会对我们的焦虑情绪有所帮助，不妨试着从以下几个方面尝试一下。

1. 积极认知策略

（1）寻求指导和（或）力量；

（2）做最坏的准备；

（3）努力去看积极的方面；

（4）考虑处理问题的几种方法；

（5）凭借过去的经验；

（6）在一段时间里整天忙于做事；

（7）努力置身于此情境之外和更客观一些；

（8）仔细考虑此情境并争取理解它；

（9）自言自语说些能让自我感觉好一些的事；

（10）对自己发誓，下一次事情会不一样了；

（11）接受它，既然已经发生，认为做什么都没用。

2. 积极行动策略

（1）努力寻找更多的有关信息；

（2）与家人或亲戚朋友谈论这个问题；

（3）跟专业人士（与问题相关的人）谈一谈；

（4）忙于别的事情努力使自己不去想这个问题；

（5）订一个行动计划，然后去施行；

（6）尽量不草率行事或凭预感行事；

（7）设法让自己的情绪超脱出来；

（8）从有相似经验的人或群体那里寻求帮助；

（9）讨价还价或妥协从这个情境中得到一些有利的东西；

（10）用体育锻炼来缓解紧张。

3. 回避策略

（1）当我感到生气或沮丧时，就冲别人发泄；

（2）继续将自己的情绪保持在正常状态；

（3）一般避免和他人呆在一起；

（4）拒绝相信它发生了；

（5）喝很多酒或抽很多烟来缓解紧张；

（6）吃很多东西缓解紧张；

（7）吃很多镇静药来缓解紧张。

轻松应对疲劳症状

疲劳难道也是病？或许大家都认为疲劳只是身体体力的不支，休息一下就可恢复过来，其实不然，随着生活节奏的加快，人们承受着越来越沉重的压力。艰难的升学、没完没了的工作、还要求必须不间断地去充电……人类就像自己制造出来的车轮一样，从手推车、牛车、蒸汽机车一直到电力机车，不断地在加快转速。但是，人类的生理功能并没有因此而有了相应的进化。如此超负荷地运转，给人类的健康带来了严重的危害。据专家统计，全球人口约35%以上处于疲劳状态（注意这是一个不分年龄、国家、种族的比例）。

由此可见，疲劳已经是现代社会的一种常见现象，也许您就是其中一个。有些疲劳的表现症状是很微细的，易被忽视，以至已经陷入疲劳自己还不知道。比如，上楼时常常绊脚，或者想不起朋友的电话号码，甚至喜欢把脚伸到桌上都是属于疲劳的表现。想检测一下自己是否陷入疲劳症，不妨试试这个疲劳自测。

一、疲劳症的早期检测

疲劳症的早期是有信号的，我们可根据信号进行自检，以确定自己的疲劳程度与状况。专家列举了以下20项症状：

（1）早晨懒得起床；

（2）电车或公共汽车开来了，也不想跑着赶上去；

（3）上楼时常常绊脚；

（4）不愿与上级和外人见面；

（5）写文章或报告时，总爱出差错；

（6）说话声音细而短；

（7）不愿与同事们谈话；

（8）总托着脸呆想；

(9) 过分地想喝茶或咖啡；

(10) 不想吃油腻的东西；

(11) 很想在饭菜上撒上辣味的调料；

(12) 总觉得手脚发硬；

(13) 眼睛睁不开；

(14) 老是打哈欠；

(15) 想不起朋友的电话号码；

(16) 把脚伸到桌上；

(17) 对烟酒过度嗜好；

(18) 不明原因的肥胖或体重下降；

(19) 容易泻肚子或便秘；

(20) 想睡觉，但上床后却不易入睡。

上列情况如果您有两点，说明疲劳是轻微的；如果有 4 点，就是中等疲劳，可以称为慢性疲劳了；如果您有 6 点以上，那就是过度疲劳了，说不定已经潜在了疾病，必须引起注意，必要时需要上医院检查。

二、如何应对慢性疲劳综合征

1. 保障睡眠

睡眠一般占据人类生活 1/3 左右的时间，它和每个人的身体健康密切相关。世界卫生组织确定“睡得香”为健康的重要客观标志之一。当感到情绪不佳或者身体不适时，美美地睡上一觉后，会觉得精神倍增，身体的不适也会有所减轻，恢复如常。正常成年人每天的睡眠时间应保证在不少于 7 小时。

2. 均衡营养，不吸烟，饮酒适量。

西方营养学家提倡每人每天要吃 5 种食品以上。既要吃山珍海味、牛奶鸡蛋，也要吃粗粮、杂粮、蔬菜、水果，这样才符合科学合理均衡营养观念。饮食合理，疾病就不易侵入。还要注意饮食方法，勿暴饮暴食，大饥大饱，一定做到定时定量，有针对性，均衡消化，保证营养。吸烟对健康有百害无一利，被动吸地更是受害无穷。酗酒不仅直接伤害胃粘膜，而且有损肝脏和大脑，还容易引发意外伤害。因此要想摆脱慢性疲劳综合征，戒烟和适量饮酒是必不可少的。

3. 动养兼顾

人的健康躯体也是一种神与形的有机结合体。人的健康状态一方面来自于自身的思想意志，另一方面来自运动的养护，这样才能使人的思维、内脏各器官功能都保持兴旺状态。

4. 培养兴趣

广泛的兴趣爱好，会使人受益无穷。它可以增加您的活力和情趣，使生活更加充实、生机勃勃，使娱乐活动更加丰富多彩。人们在娱乐活动中，不仅内心的情感得到宣泄与交流，而且有益的活动还可以修身养性，陶冶情操，并能够辅助治疗一些心理疾病。

5. 善待压力

心理学家认为，人之所以感到疲劳，首先是情绪使我们的身体紧张，因此要学会放松，让自我从紧张疲劳中解脱出来。

昨晚您又失眠了吗

是不是经常听到同事说：昨晚又没休息好，又失眠了，黑眼圈也出来了……其实失眠不仅仅是没休息好，它已经发展为一种疾病，困扰着你、我、他。

一、什么是失眠？表现形式有几种

失眠又称为睡眠障碍。失眠是睡眠达不到正常人生理睡眠时间的一种表现。失眠的症状，有的人表现上床很难入睡，即入睡困难；有的可睡，但1～2小时后即醒，醒后不能再入睡，这叫早醒。亦有睡1～2小时后即醒，醒后可以再入睡，这叫中间易醒。也有的整夜睁眼至天明，这叫彻夜不眠。这些都是失眠的表现形式。

笑能加速血液循环，增强心血管功能，使局部和整个身体供血充足。

二、如何积极应对失眠带来的困扰

众所周知，睡眠是人生命不可缺少的组成部分，人的一生中有将近 1/3 的时间是在睡眠中度过的。有研究表明：影响人寿命的七种因素中，睡眠是其中重要的一个因素。我国古代养生家就有“不见仙方，见睡方”之说。睡眠的好坏，直接影响身心健康。当一个人患上了失眠症，往往白天精神萎靡、极易烦躁、激动、注意力涣散、记忆力日益减退、皮肤亦变得晦暗苍白、面部平添皱纹、显现苍老，学习以及工作效率亦会减低。长期失眠还容易引发高血压、冠心病、心律失常、胃溃疡、神经性皮炎等心身疾病。看来健康的体格与睡眠的好坏有着密切关系。

但是随着社会现代化进程的不断推进，人们的工作、生活压力加大，睡眠时间的人为压缩，使失眠的发生率 呈急剧上升趋势。如何积极应对失眠带来的困扰和困惑呢？

不妨试试我们推荐给您的 8 种快速入眠法吧！

（1）睡觉前先洗个澡，使身体放松，因为洗澡可以提高体温，使人困倦。睡前洗澡要养成习惯。

（2）上床睡觉前要保持情绪稳定，不要胡思乱想，有事情可以留待明天讨论。

（3）可以饮一杯温热的牛奶。牛奶中的钙是一种镇静物质。饮温热饮料是一种很好的习惯，可以使身体放松，犹如一天生活结束时的奖赏。

（4）睡前一小时要远离电视，因为电视屏幕闪烁的光线会使人神经兴奋而影响睡眠。

（5）请把忧虑暂时放在一边，不要去想它，闭上眼睛静静入睡。

（6）进行深呼吸，听节奏缓慢的音乐或歌曲，使混乱的心情随着音乐节奏缓和下来。

（7）读一些容易拿起来、也容易放得下的书，读一些容易理解的文章，如短篇故事、喜剧故事，或者您童年时喜欢的故事等。

（8）睡不着觉时，请保持安静，什么事也不要做，以使精神集中起来，尽快入睡。

• 睡好觉是健康长寿的基本保障 •

要想睡好觉，头的方位很重要。第一选择的方位是头朝东，脚朝西；第二选择是头朝北，脚朝南。这种睡姿与地球磁场相和谐，对身体健康非常有益。

冯理达

专家提醒：抑郁症的危害

抑郁症的情绪低落、抑郁心境是一种心理表现，但长期存在会对病人的生理、社会功能等产生不利影响。研究发现抑郁心境会降低人体免疫功能；抑郁症引起生理活动减退，可延缓慢性疾病的康复，病人反复求医、诊治以及医疗费用支出增加。另外，英国的一项研究发现，长期伴有抑郁心境的躯体疾病病人死亡率高于不伴抑郁心境的病人。抑郁症使社会交往减少、工作和生活能力的下降。如：不能上班、工作能力下降、婚姻不合以及父母与儿童之间的问题等。

抑郁症给家庭和社会造成沉重的经济负担。抑郁症导致患者生活质量下降，职业功能受损，医疗成本增加，疾病负担增加。有研究报道，美国每年用于治疗抑郁症的医疗费用达到 400 亿美元，并损失 2 亿个工作日；欧洲联盟有 4% 的国民生产总值用在精神健康问题上。世界卫生组织专家预测，到 2020 年抑郁症的社会总负担在所有疾病负担中上升为第一位。

抑郁症对患者造成的最大危害就是自杀问题，研究证实，自杀死亡者中，50% ~70% 死前为抑郁症，15% 的抑郁症病人最终自杀死亡。

• “癌症性格”不容忽视 •

长期以来，现代医学在研究癌症病因时都过度强调有形因素，比如化学致癌物质、辐射、遗传、病毒和病菌、机体衰老和免疫缺陷等，却忽略了无形因素，即心理和性格对癌症的发生和治疗的影响。尽管外源性致癌因素的存在容易发生癌肿，但是处于同样条件下接触同质、同量致癌因素，有的人发病，有的人则不发病，可见外因虽然很重要，但必须在内因的基础上才能起作用。

医学界将郁闷、长期心情不好等负性情绪称为“癌症性格”。这种性格主要包括：性格内向，表面上逆来顺受、内心却怨气冲天；情绪抑郁，好生闷气；生活中一件极小的事便可使其焦虑不安，心情总是处于紧张状态；表面上处处牺牲自己，但内心又不情愿；遇到困难，开始时不尽力去克服，拖到最后又要做困兽之斗；害怕竞争、逃避现实，企图以姑息的方法来达到虚假的心理平衡。

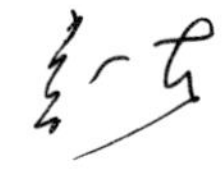

小常识：世界精神卫生日

“世界精神卫生日”是由世界精神病学协会（World Psychiatric Association，WPA）在 1992 年发起的，时间是每年的 10 月 10 日。世界各国每年都为“精神卫生日”准备丰富而周密的活动，包括宣传、拍摄促进精神健康的录像片、开设 24 小时服务的心理支持热线、播放专题片等等。2000 年是我国首次组织世界精神卫生日活动。2001 年是世界卫生组织的精神卫生年，2001 年 4 月 7 日世界卫生日的主题为“精神卫生”。

我国卫生部 2000 年曾第一次在精神卫生日组织开展大规模活动，宣传精神卫生普及心理健康知识。

2000 年世界精神卫生日主题为：健康体魄 + 健康心理 = 美好人生。

2001 年世界精神卫生日主题为：行动起来，促进精神健康。

2002 年世界精神卫生日主题为：精神健康，从了解开始。

2003 年世界精神卫生日主题为：抑郁影响每个人。

2004 年世界精神卫生日主题为：关注儿童青少年精神健康——快乐心情，健康行为。

2005 年世界精神卫生日主题为：心身健康，幸福一生。

2006 年 10 月 10 日是第 15 个世界精神卫生日，主题为：健身健心，你我同行。

学会管理情绪，
建立积极思维，
体验快乐感受，
培育健康心理，
成就幸福人生！

马华

SMALL TIPS

名人幽默对疾病

相声界一代宗师、语言大师侯宝林，一生走到哪里就把笑声带到哪里。晚年他患了胃癌，胃被全部切除。手术后亲朋好友去看望他，他却笑着说："这下可好了，我把胃全都割掉了，看胃癌往哪里长。"一句话，就活跃了气氛，使大家沉重的心情变得轻松。

文坛泰斗、百岁寿星冰心，晚年时对死神有一种无畏的达观和幽默。她身体不好，有人请来气功师为她发功，气功师发了一会儿功，问她："凉吗？"她说："不凉。"又发了一会儿功，问她："热吗？"她说："不热。"最后她说："你们别弄了，我这个人是'刀枪不入'。"幽默的话语顿时使满屋子笑声不断。

当代著名学者、书画和文物鉴定家启功先生，有"二不怕"，即一不怕病，二不怕死。他颈椎病发作，需要做"牵引"治疗。这般痛苦的事，他却开心地喻为"上吊"，并形神毕肖地写下了《西江月》："七节颈椎生刺，六斤铁饼拴牢，长绳牵系两三条，头上数根活套。虽不轻松愉快，略同锻炼晨操，《洗冤录》里篇篇瞧，不见这般上吊。"

百岁寿星、著名经济学家陈翰笙，博学多才，语言丰富。他久患青光眼及白内障。有人劝他好好治疗，他却说："我一生就有这个'一青二白'的毛病。"毫不把眼疾放在心上，自嘲自悦，幽默诙谐。

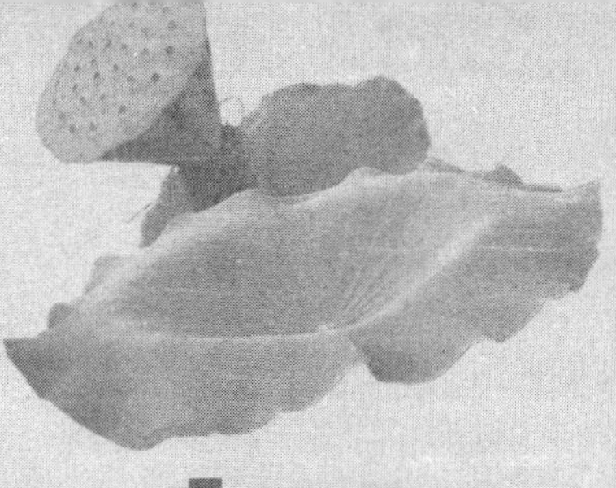

第四章

HEALTHY CONSULTANT

常见疾病：积极预防，注重保健

慢性支气管炎的预防与日常保健

一、什么是慢性支气管炎

慢性支气管炎，简称慢支，是指气管、支气管黏膜及其周围组织的慢性非特异性炎症。临床上以长期咳嗽、咳痰或伴有喘息及反复发作为特征。慢性咳嗽、咳痰或伴有喘息，每年发作持续3个月，连续两年或以上，并能排除心、肺及其他疾患，可确诊为“慢支”。部分患者可发展成阻塞性肺气肿、慢性肺源性心脏病。

慢性支气管炎为常见病，人群患病率4%，多发于中老年人，50岁以上可高达13%。发病北方较南方高，农村比城市多，山区高于平原，个别地区甚至高达20%。

二、诱发慢性支气管炎的因素

1. 吸烟

吸烟能使支气管上皮纤毛变短、不规则，纤毛运动发生障碍，降低局部抵抗力，削弱肺泡吞噬细胞的灭菌作用，又能引起支气管痉挛，增加气管阻力。

2. 呼吸道感染

呼吸道感染时，病毒感染造成呼吸道上皮损害，使细菌感染更易发生，引起慢性支气管炎的发生和反复发作。

3. 年龄

年龄越大，与致病因子（如吸烟、微生物感染和空气污染物）的接触时间也越长，肺功能也会减退，气管、支气管、细支气管等呼吸道的防御功能逐渐减弱，全身对微生物的免疫力日渐降低。

随着年龄的增长，慢支的患病率逐渐增高。14 岁及以上人群的慢支平均患病率是 4%，而 50 岁以上人群就升高到了 13%。

4. 气温

气温越低，慢支的患病率也越高。每年 10 月后到次年 3 月气温最低，患急性支气管炎或慢性支气管炎急性发作的可能也越大。北方的天气比南方寒冷，所以北方地区慢性支气管炎的患病率比南方地区要高。

日夜温度差别越大，慢性支气管炎的发病率也越高，譬如在山区，日夜温差大，慢性支气管炎的患病率就比平原地区高。取暖条件差或无取暖条件的南方地区，虽然冬天气候不如北方冷，但室内温度有时比室外还低，因此慢性支气管炎的患病率较高。

5. 营养条件

营养条件差，蛋白质等营养物质摄入不足，使血液中的蛋白质含量低，结果造成抵抗微生物的抗体形成少，对微生物的抵抗能力低。也就是说免疫力会降低，容易得慢性支气管炎。摄入维生素不足，维生素缺乏，特别是缺乏维生素 A 及维生素 D 时，呼吸道的抵抗力降低，也容易患支气管炎。

6. 居住环境

开窗通风少的居民，慢性支气管炎的患病率可能较高。住房拥挤，也会造成致病微生物的传播，诱发慢性支气管炎。

7. 大气污染

化学气体如氯、一氧化氮、二氧化硫等烟雾，对支气管黏膜有刺激和细胞毒性作用。废气中的二氧化硅、煤尘、棉屑等也会刺激支气管黏膜，并引起肺纤维组织增生，使肺清除功能遭受损害，为细菌入侵创造条件。

三、如何预防慢性支气管炎

1. 戒烟

戒烟是预防慢性支气管炎的有效方法之一。

吸烟会引起支气管痉挛，增加器官阻力，预防支气管炎，一定要戒烟。

2. 预防感冒

寒冷的季节应当注意保暖，避免身体受凉。这是因为寒冷的气候不仅会降低支气管的防御功能，还能反射性地引起支气管平滑肌收缩、黏膜血液循环障碍和分泌物排出受阻，导致继发性感染。

3. 调节饮食

宜食用营养价值高及富含维生素的食物。可以适量喝茶，茶叶中含有茶碱，能使交感神经兴奋，使支气管扩张而减轻咳喘症状。

4. 腹式呼吸

腹式呼吸能保持呼吸道通畅，增加肺活量，减少慢性支气管炎的发作，预防肺气肿、肺原性心脏病的发生。具体方法：吸气时尽量使腹部隆起，呼气时尽力呼出使腹部凹下。每天锻炼2~3次，每次10~20分钟。

5. 注意锻炼

加增强体育锻炼，可以根据自身情况，选择合适的运动方式，如散步、太极拳、慢跑等。

6. 适度休息

避免疲劳过度导致机体免疫力低下，诱发慢性支气管炎。

7. 环境保护

避免在污染严重的空气环境中进行运动和长时间逗留。经常开窗换气，保持室内空气新鲜。改善居住环境，减少交叉感染等。

四、慢性支气管炎的日常保健

1. 饮食注意事项

适时补充必要的蛋白质。如鸡蛋、鸡肉、瘦肉、牛奶、鱼类、豆制品等。寒冷季节应补充一些含热量高的肉类暖性食品以增强御寒能力，适量进食羊肉、牛奶等对极度虚寒者有好处。除荤食外，应经常进食新鲜蔬菜瓜果，以确保人体对维生素C的需要。含维生素A的食物亦是不可少的，有保护呼吸道黏膜的作用。

不要食用寒凉食物。慢性支气管炎患者病程较长，大多脾、肺、肾的阳气不足，对寒凉食品反应较大。食寒凉食品过量可使气管痉挛，不利于分泌物的排泄，从而加重咳喘，使痰不易咳出。

不吃油炸及辛辣刺激食物。油炸等油腻食品不易消化，会导致咳嗽、气喘加重。而辛辣食物如辣椒、洋葱、生蒜、胡椒粉等，吃后刺激支气管黏膜，使局部水肿而咳喘加重。

忌食海腥发物。变态反应是慢性支气管炎的发病原因之一，而鱼、虾、蟹和禽蛋类、鲜奶及奶制品又是常见的过敏源。已证实对上述食物过敏的患者最好忌食。

2. 简易按摩帮助身体耐寒

以手摩擦头面部及上下肢的暴露部位 每日 3 ~5 次，每次 5 分钟。

按摩迎香穴 迎香穴位于鼻唇沟止于鼻翼处，以食指轻轻揉 1 ~3 分钟，每日 2 次。

按摩风池穴 风池穴位于颈部颈肌两旁的凹窝中，以双手掌心按摩之，每次 30 ~60 下，每日 2 ~3 次。

3. 家庭氧疗

慢性支气管炎患者，特别是合并有阻塞性肺气肿和肺源性心脏病的患者，都会有不同程度的肺通气功能障碍，导致缺氧和二氧化碳潴留。适当的氧疗可以改善症状，纠正缺氧。家庭氧疗可选用氧气筒、氧气袋、小型便携式化学制氧机等，原则为低流量、持续性、长疗程。这是一种较好的康复疗法。

4. 合理休息，加强体育锻炼，增强机体抵抗力

慢性支气管炎的急性发作期间，应当卧床休息。急性期过后，可以进行适当的运动，锻炼身体。

5. 注意防寒

冬日出门时注意保暖，预防感冒。尽量少去人群拥挤的公共场所，防止被流感传染。

6. 改善居住条件，注意居室通风

支气管炎患者应尽量少去人群拥挤的公共场所，防止被流感传染。

【专家提示】

老慢支患者的分泌物积聚于支气管腔内，引起反射性咳嗽、咳痰，一般在晨起和睡前较重，痰量以清晨较多，这是因为夜间睡眠后管腔内蓄积痰液，使副交感神经兴奋引起支气管分泌物增多，如不及时咳出，易导致感染。

• 慢阻肺已成为第四大致死原因 •

据世界卫生组织估计，慢性阻塞性肺疾病（简称“慢阻肺”）与艾滋病已经并列成为世界第四大致死原因，仅次于心脏病、脑血管病和急性肺部感染等。中国每年因“慢阻肺”死亡的人数达100万。

临床上，医生大多根据求医者咳嗽、咳痰、气促作为诊断“慢阻肺”的依据，但患者中仅一半多的人有明显症状，而大部分无症状的患者易被忽视。由于早期无症状，“慢阻肺”漏诊和误诊率极高，患者当中真正能被确诊的人只有三成，很多人都是发现自己在走路、上楼梯气促时才来看病，但为时已晚。其实，只要做肺功能检查就可以帮助慢阻肺的早期发现。也可以说，肺功能检查是早期发现“慢阻肺”最有效方便的途径。

调查数据显示，除了吸烟导致“慢阻肺”的主因外，厨房无排气装置、通风状况差导致“慢阻肺”几率也很大。此外，长期接触粉尘或者父母、兄弟姐妹有慢性支气管炎、肺气肿、哮喘或“慢阻肺”病史的，其后代有可能被遗传。

钟南山

高脂血症的预防与日常保健

一、什么是高脂血症

所谓高脂血症是指总胆固醇血清浓度超过 220 mg/dl（毫克/分升），也就是 5.69 mmol/L（毫摩尔/升）（正常值在不同人群是不同的，应向医生咨询），血清三酰甘油超过 150 mg/dl（1.69 mmol/L）。主要是由于营养过高、脂肪代谢紊乱所引起，也可继发于其他疾病，如糖尿病等也可以是遗传性高脂血症。我们所指的三酰甘油实际上就是脂肪。

二、高脂血症的临床表现

高脂血症在发病早期可能没有不舒服的症状。多数患者在发生了冠心病、脑中风后才发现血脂异常，可表现为头晕、头痛、胸闷、心痛、乏力等。

三、高脂血症的预防与日常保健

1. 高脂血症患者须知

合理饮食调养 高脂血症与饮食的关系最为密切。人体脂肪的积聚和部分类脂，主要来自食物，只有一部分类脂是在体内合成的，称为内生性类脂。控制饮食对高脂血症的防治是十分重要的。

饮食提倡清淡，宜限制高脂肪、高胆固醇类饮食，如动物脑髓、蛋黄、鸡肝、黄油等。糖类食品也要限制，不吃甜食和零食，多吃蔬菜和水果。宜低盐饮食，食油宜用豆油、花生油、菜油、麻油、橄榄油等。饥饱适度，每餐进食量以下一餐就餐前半小时有饥饿感为度，不宜采用饥饿疗法，过度的饥饿反而使体内脂肪加速分解，使血中脂酸增加。

绝对戒烟限酒 香烟中的尼古丁能使周围血管收缩和心肌应激性增加，使血压升高，促进动脉粥样硬化，诱发心绞痛发作，应戒烟。过量饮酒能使心功能减退，对胃肠道、肝脏、神经系统、内分泌系统均有损害，应限酒。

提倡适量饮茶 茶叶中含有的儿茶碱有增强血管柔韧性、弹性和渗透性的作用，可预防血管硬化。茶叶中的茶碱和咖啡碱能兴奋神经，促进血液循环，减轻疲劳并具有利尿作用。适量饮茶能消除油腻饮食而减肥。但过多喝浓茶，会刺激心脏，使心跳加快，对身体有害。

适当运动减肥 控制肥胖是预防血脂过高的重要措施之一。除饮食控制外，提倡坚持体育锻炼，如慢跑、太极拳、乒乓球等。平时宜经常参加体力劳动，要控制体重的增长。

2. 常吃降脂食物

降脂食物包括大豆、黄瓜、大蒜、洋葱、蘑菇、牛奶、茶叶、生姜、香菇、黑木耳、甲鱼等，这些食物均有降低血脂和胆固醇的作用，常食有助于患者健康。

3. 高脂血症一日食谱举例

早餐 脱脂牛奶250毫升（脱脂牛奶250克），玉米面发糕（玉米面100克），拌莴笋丝150克（莴笋150克）。

午餐 馒头或米饭100克（面粉或大米100克），炖豆腐（海米15克、香菇25克、豆腐100克），炒茄丝（茄子100克）。

晚餐 馒头或米饭（面粉或大米100克），番茄炒圆白菜（番茄50克、圆白菜100克），清炖鸡块（鸡块100克）全日烹调用油10克。

【专家提示】

由于目前仍有很多人对高血脂的危险认识不足，再加高血脂本身并没有什么症状，因此，很多人是在无意中发现血脂高的。为防范于未然，当您有下述情况时，如高血脂家族史、肥胖、高血压、皮肤黄色瘤或已有冠心病、脑中风、糖尿病、肾脏疾病，属于中老年、绝经后妇女、长期高糖饮食，请您及早检查血脂。

普通人：每两年检查一次血脂；40岁以上的人：每一年检查一次血脂；高危人群和高血脂患者应听从医生指导定期复查血脂。有糖尿病或倾向者忌食用白糖。

• 肾性高血压的防治 •

大约在150年以前，人们已认识到肾脏疾病可引起高血压，近代医学称之为肾性高血压。由肾动脉狭窄引起的高血压称之为肾血管性高血压，由肾实质性疾病引起的高血压，则称之为肾实质性高血压。

肾性高血压的治疗应根据血压升高的程度采取措施。首先是限盐，每日氯化钠摄入量应控制在2～3克。研究证明，每减少2克氯化钠的摄入可使平均动脉压下降16 mmHg（毫米汞柱）。若单纯限盐仍未取得满意效果，则应使用利尿剂。当内生肌酐清除率在30 ml/d（毫升/分）以上时，可使用噻嗪类利尿剂（如双氢克尿噻）或速尿即可奏效；若肌酐清除率在15 ml/d以下时，则应选袢利尿剂如速尿等。使用利尿剂可使1/3肾实质性高血压患者的血压降至正常。当单独使用利尿剂无效时，应选择使用其他降压药。治疗肾实质性高血压时使用降压药既要考虑到控制血压，又要顾及到肾功能的保护。理想的抗高血压药物单独使用即有效，临床无副作用或副作用轻微，对心率及心跳节律并无明显影响，而且能延缓慢性肾功能不全的进展。严重高血压或高血压伴肾功能损害者，常需联合用药。

李子旧

含咖啡因的饮料对高血压病人是有害的，可使血压升高，并使中风、猝死、心衰等危险性升高。

高血压病的预防与日常保健

一、什么是高血压？高血压有哪些分类

高血压是指成人收缩压大于或等于140 mmHg（毫米汞柱）、舒张压大于或等于90 mmHg。诊断高血压时要非同日多次测血压，血压大于或等于140/90 mmHg时才可诊断。

高血压分类如下：

2004年中国血压分类（6分法）

类 别	收缩压（mmHg）	舒张压（mmHg）
正常血压	<120	<80
正常高值	120～139	80～89
高血压	≥140	≥90
1级高血压（轻）	140～159	90～99
2级高血压（中）	160～179	100～109
3级高血压（重）	≥180	≥110
单纯收缩期高血压	≥140	<90

二、高血压的危害

高血压对人体危害非常大，不仅直接产生头痛、头晕、失眠、烦躁、心悸、胸闷等一系列症状，而且长期持续性高血压对心脑肾及其他器官的损伤也是非常严重的。许多高血压患者死于中风、心衰和肾功能衰竭。举高血压的危害如下：

1. 心衰、心律失常

长期高血压会加重心脏左心室负担，使左心室出现代偿性肥厚、扩张，引起心力衰竭，也可引起心律失常。

2. 高血压引起脑卒中，也就是俗称中风

高血压会引起脑部血管病变及硬化，当血管发生阻塞时引起脑血栓，高血压导致血管破裂，则发生脑出血，脑血栓和脑出血都称为脑卒中即中风。

3. 导致肾脏、眼睛和血管的损坏

长期高血压将加速动脉粥样硬化，引起冠心病（包括心绞痛、心肌梗死等）、肾功能衰竭（严重的引起尿毒症）、失明（眼底动脉出血、硬化引起）等。

三、高血压的预防与日常保健

避免超重和肥胖 标准体重的简单计算方法为：标准体重（千克）=身高（厘米）－105。测量腰围是衡量肥胖、超重的简便方法，我国男性腰围大于90厘米，女性腰围大于80厘米即为超重。如实际体重超出标准体重，则应注意减轻体重。体重指数的估测可参见第135页的“体质指数”。

定期体格检查 定期测量血压可对高血压病做到早发现、早诊断、早治疗。

采取合理膳食

（1）减少钠盐摄入，建议每人每日食盐量不超过6克。

（2）减少脂肪摄入，补充适量优质蛋白质。总脂肪量<总热量的30%，每日肉类50~100克、鱼虾50克，蛋类每周3~4个，奶类每日250克，每日食油20~25克，少吃糖类和甜食。

（3）注意补充钾和钙，膳食中应增加含钾多、含钙高的食物，如绿叶菜、鲜奶、豆制品等。

（4）多吃蔬菜和水果：新鲜蔬菜每日400~500克，水果100克。

戒烟限酒

提倡高血压患者戒酒，因饮酒可降低降压药物的药效。建议男性如饮酒，每日饮酒的酒精量应少于20~30克（约合40度白酒1市两），女性应少于10~15克（约合40度白酒0.5市两）。

平静状态下，成年人血压应小于140/90毫米汞柱，这属于正常范围，但仍需要定期复查血压。

适当运动

可选择步行、太极拳、健身操等活动。如活动后自我感觉良好，且保持理想体重，则表明运动量和运动方式合适。

减轻精神压力，保持平衡心理

长期的精神压力和心情抑郁是引起高血压和其他慢性病的重要原因之一。因此，鼓励高血压患者参加体育锻炼、绘画等文化活动，参与社交活动，可向同伴们倾诉心中的困惑，得到同龄人的劝导和理解，保持乐观心态。

• 血压超过 120/80，就应当警惕 •

近年来，人们对高血压的认识不足与错误的生活方式造成高血压的发病率迅速上升。绝大多数高血压者都不知道自己有病，没有接受有效的控制血压治疗。最新的《高血压防治指南》将介于 120 ~ 139/80 ~ 89 mmHg 之间定义为正常高值，也就是说如果血压超过 120/80 mmHg，就应当警惕。血压如果超过这个标准，就应当认真改变生活方式，及早预防，以免发展为高血压。

事实上，血压高不高要以测量值为准，即使没有症状也要认真对待。要想发现没有症状的高血压，就需要定期体检。所有的高血压患者，以及处于正常高值者，都应该改变生活方式。70% 的高血压通过减轻体重、戒烟、戒酒，可以得到改善。坚持适量体力活动，膳食适当限制钠盐，减少脂肪摄入量，增加蔬菜、水果等，都有助于保持血压正常。

冠心病的预防与日常保健

一、什么是冠心病

冠心病是由冠状动脉粥样硬化、导致血管狭窄或阻塞，或者冠状动脉痉挛引起的心肌缺血缺氧（心绞痛）或心肌坏死（心肌梗死）的心脏病，亦称冠状动脉粥样硬化性心脏病或缺血性心脏病。

二、冠心病的主要表现

1. 心绞痛

心绞痛是冠心病的常见类型。动脉粥样硬化发展到一定程度，随着血管壁脂质沉积增加，粥样斑块增大，冠状动脉狭窄逐渐加重，流入心肌的血流受限，当劳力活动心肌需氧增加时，心脏得不到足够的氧气供给，就会发生胸部不适，即心绞痛。

不同人的心绞痛发作表现不一。多数人形容其为“胸部压迫感”、“闷胀感”和“憋闷感”，部分患者感觉向左肩部、背部、颈部或咽喉部放射，休息或者含服硝酸甘油可缓解症状。

2. 心肌梗死

心肌梗死为冠心病的严重表现，胸痛症状持久而严重，休息或含服硝酸甘油无效。心肌梗死时冠状动脉完全阻塞，该部分心肌因为没有血液供氧而坏死。多数由于粥样斑块破裂、血栓形成（血凝块阻塞）或血管痉挛等因素引起。只要做到科学预防、深度体检，九成急性心肌梗死是可能预防的。

三、如何预防冠心病

预防冠心病就是在没有冠心病证据的人群中减少发生冠心病的危险。主要是针对易患人群，控制易患因素，防止动脉粥样硬化的形成。

有冠心病家族史的人，其子女发病率增加，发病年龄提前。

1. 戒烟

吸烟促进动脉粥样硬化发生，能增加冠心病的发病率和死亡率，应坚决戒除。

2. 限量饮酒

过多饮酒可以增加体重及收缩压，减低左心室功能及引起心律失常，对身体不利；中等量饮酒可提高血浆中高密度脂蛋白，但是害处比好处多；少量饮酒可能通过凝血系统发挥防护作用。

3. 合理膳食

饮食清淡，避免高脂肪、高胆固醇食物摄入，多吃鱼类、蔬菜和水果。

4. 积极防治高脂血症

详细办法请参见“高脂血症的预防与日常保健”。

5. 保持血压正常稳定

理想血压是120/80 mmHg。高血压的防治措施包括保持正常体重，限制酒精、食盐摄入，保持适当钾、钙和镁摄入，以及在医生指导下正确服用降压药。

6. 保持积极良好的心态

稳定情绪，避免精神紧张，不要暴怒、惊恐、过喜，因为心情突然改变，易导致冠状动脉血管痉挛，诱发心绞痛。

7. 适量运动

每周3次以上、每次30分钟以上的体育活动（方式自定）是预防冠心病的重要环节。

8. 维持血糖正常，积极防治糖尿病

9. 积极治疗

对已有冠心病危险因素（高血压、糖尿病、高脂血症等）的高危患者，建议积极治疗，防止冠心病的发生。

10. 避免超重，减轻体重

避免过度饮酒，减少食物摄入量，增加体力活动，消除过度的精神紧张等。如经半年至两年充分的膳食治疗和改善生活方式而无效的，可考虑药物治疗。

11. 重视发病后的养护

不要急忙走路、赶公共汽车、急上楼梯、顶风骑车、搬重物等，因这些动作易使心率加快、血压增高，导致心肌缺氧而发生心绞痛。

身边常备药物，以防不测。如保健盒内有速效救心丸、复方丹参滴丸、硝酸甘油、消心痛等，并随身携带。

•提醒：老人心梗有一半漏诊•

由于老年人患急性心梗而没有症状者为数不少，因此，他们一般不会主动就医，这就造成了几乎有一半的老年人心肌梗死被漏诊。临床发现，老年人因肺部和呼吸道感染也会诱发急性心梗，而且随着年龄的增大而递增。诱发老年人急性心梗的还有泌尿道感染和急性胃肠炎。因此要特别注意，及早有效地控制感染，对治疗心梗和防止扩展有利。

虽然有的老年人心梗症状不典型，甚至可以无自觉症状，但也是可以预防的。因此，日常生活中，老年人除了要定期体检，进行心电图检查外，最重要的还是要消除发生心梗的危险因素，也就是防治高血压、高血脂，并且戒烟。

钟然简

四、冠心病患者的饮食疗法

1. 食物选择

大豆、洋葱、茄子、菇类和食用菌、藻类（海带、紫菜、海蜇、石花

吃鱼油及卵磷脂对预防冠状动脉狭窄是无效的。预防中风，吃鱼比服用鱼油制剂更好。

菜等)。这些食物均可预防胆固醇升高，起到降脂降压的作用。

2. 食疗方案

海带粥 水发海带25克，与粳米同煮粥，加盐、味精、麻油适量，调味服食。每日早晨服食。

海藻黄豆汤 昆布（即海带）、海藻各30克，黄豆150～200克，煮汤后加适量调味品服食，适用于冠心病并高脂血症、高血压者食用。

3. 饮食禁忌

忌高脂肪、油腻、厚味食物 冠心病患者的饮食应坚持“三低二高一优”的原则，即：低盐、低脂、低胆固醇，高维生素、高纤维素，优质蛋白。

少吃某些食物 如动物的内脏、脑、脊髓及蛋黄、鱼子和多种贝类。如经常吃这些食品，会加重冠状动脉粥样硬化。

忌高糖饮食 糖尿病与冠心病密切相关，并且可以使三酰甘油的合成增加。所以，冠心病患者应忌高糖饮食。

控制钠盐摄入量 过多地摄入食盐是高血压的主要原因之一。而高血压是冠心病的主要危险因素，所以，冠心病患者应控制钠盐的摄入量。

戒烟限酒 香烟中的有害物质对循环系统有直接损害作用，可使人体的外周血管收缩、血压升高、心率加快、心肌耗氧量上升、心律失常。吸烟时大量的一氧化碳进入血液，使血红蛋白与氧气的结合能力下降，从而使心肌发生缺氧，可以诱发心绞痛、心肌梗死、心律紊乱、猝死。

忌暴饮暴食及大量饮用兴奋性饮料 暴饮暴食可使消化道的血运加强，导致心肌供血供氧量相对不足，并可使胃肠道压力上升、充血，横膈抬高。还会使血糖、血脂增加，血液黏稠，流动缓慢，引起心肌缺血缺氧。尤其是晚餐，冠心病患者更不宜大量进食。

五、冠心病患者养生保健注意事项

1. 劳逸结合

应避免过重体力劳动或突然用力，不要劳累过度。走路、上楼梯、骑车的速度根据病情而定，以不诱发心绞痛和心肌缺血为度。饱餐后不宜运动。寒冷会使血管收缩，减少心肌供血，易诱发心绞痛，因此，应注意保暖。性生活时处于高度兴奋，血液循环加快，全身及心脏需氧量增加，而冠状动脉供血则相对不足，易发生心绞痛，故宜适当节制，以不诱发心绞痛和心肌缺血为度。

2. 适当休息

心绞痛时最好稍稍躺卧休息一会儿。平时可正常工作，但不宜过度劳累。心肌梗死诊断明确后，应绝对卧床休息。

3. 体育锻炼

运动应根据各人的身体条件、兴趣爱好选择，如走路、打太极拳、乒乓球、健身操等。量力而行，使全身气血流通，减轻心脏负担。

4. 积极治疗

坚持必要的药物治疗，对能加重冠心病病情的疾病如高血压、糖尿病、高脂血症等都必须服药加以控制。

六、冠心病患者必备的急救药盒

冠心病发病紧急，因此，冠心病患者家中最好能够备有专门的药盒。

一般说来，药盒中应当备有速效硝酸甘油片、消心痛等。心绞痛发作时，可以及时使用硝酸甘油舌下含服，可减轻心脏负荷，降低心肌氧消耗，改善冠状动脉血液循环，从而缓解心绞痛。倘若心绞痛频繁发作，可服用消心痛，每次 1 ~2 片，每日 3 ~4 次。

在使用药盒时应当注意以下几点：

（1）每个药瓶只能装一种药，不得混装，以免忙中用错。

（2）要经常检查药盒的药物，看看种类是否齐全，缺少的药物应及时补上。如果有变质、破碎的药品要及时更换，特别是硝酸甘油片，有失效期，如果过期会影响效果。

（3）仔细阅读药品说明书。

（4）冠心病用药有些怕潮湿，有些怕挤压，有些怕光照，必须妥善

饮食控制至关重要，当体重减轻时，血压常自动伴随着下降。

保管。

（5）要将药盒放在取出方便而固定的衣服口袋里，对这个装药盒的口袋，家人也要熟悉。夜间睡觉时应将药盒放在就近处，以便急用时随手即得。

（6）冠心病发作时，除用药外，患者还不能忘记就地休息。病情如果严重，应立即送医院作进一步诊治，切莫延误病情。

● 对抗心脏病关键在“三早”——“早预防、早诊断、早治疗” ●

对抗心脏病要做到“早预防、早诊断、早治疗”。对于有冠心病危险因素（如高血压、吸烟、血胆固醇升高、糖尿病和肥胖等）的高危人群应及早控制危险因素，治疗高血压、糖尿病和血胆固醇升高，戒烟，适度运动，调整饮食，预防冠心病的发生。而冠心病患者则应当及时诊断、治疗心绞痛。心绞痛一般发生在胸骨后或心前区，为紧缩、压迫、烧灼等痛感，可向后背、左肩或左上臂内侧扩散，一般在劳力活动时发生，休息或含硝酸甘油后数分钟缓解。心绞痛有时不典型，可表现为短暂发作性胃痛、牙痛、脖子痛、下巴痛等，若排除了这些部位的病变，应注意检查心脏，免得错过了最佳的治疗时期。若剧烈胸痛超过 20 分钟不缓解，含硝酸甘油无效，伴有大汗淋漓、面色苍白或恶心呕吐等，需怀疑急性心肌梗死，应及早呼叫救护车，到医院就诊。急性心肌梗死越早治疗，效果越好。

脑血管病的预防与日常保健

一、什么是脑血管病

脑血管病是指脑部动脉或支配脑的颈部动脉发生病变，从而引起颅内血液循环障碍、脑组织受损的一组疾病。临床上常以猝然昏倒、不省人事，或伴有口眼歪斜、言语不利和偏瘫等为主要表现。

脑血管病一般分为两大类。一类是缺血性脑血管病，另一类是出血性脑血管病，近年来，由于对高血压的有效防治，出血性脑血管病已有减少，约占脑血管病总数的40%左右，不过一旦发生脑出血，往往病情比较严重，病死率也较高。

二、脑血管病都有哪些危险因素

1. 年龄和性别

脑血管病会随着年龄的增长而发病率上升，55岁以上，年龄每增加10岁，发病率增长一倍；就性别而言，男性比女性发病率高50%。

2. 家族倾向

临床实践中表明，家庭中有多人患病是否属于遗传，目前虽未得到证实，但家族倾向的问题，与该家族中高血压病、糖尿病和心脏病的发病率高呈正相关。

3. 高血压病

高血压既可导致出血性脑血管病发生，又可导致缺血性（脑梗塞）脑血管病发生。

4. 糖尿病

糖尿病因其糖代谢的紊乱，可使体内大中小血管硬化、狭窄、血黏度增高，从而导致缺血性脑血管病（脑梗塞）发生。

用音乐进行心理治疗，有助于高血压病人的睡眠和放松，从而有利于降压。

5. 心脏病

心脏病引起血流紊乱，形成发生脑血管病的栓子，经血流导入脑血管发生栓塞即脑梗塞（脑栓塞）。

6. 高脂血症和肥胖

高脂血症促使动脉硬化，在动脉硬化的基础上进而发生脑血管病；肥胖易导致高脂血症。

7. 吸烟和酗酒

吸烟除对呼吸系统等其他系统损害外，在脑血管病发病中也占一定的地位；少量饮酒具有扩张血管、增加高密度脂蛋白的作用，但酗酒会增加脑血管病发病危险。因此烟最好不吸，酒可少量饮用。

8. 血液流变学异常

体检检查出血液流变学异常的时候，即使没有症状也应当予以注意。

9. 短暂性脑缺血发作

暂短性脑缺血发作是一过性脑供血不足而出现的临床表现，其表现可存在数秒、数分、数小时，最长不超过 24 小时可以完全恢复正常。这些表现可以是突然发生，一只眼或双眼视物不清模糊、口角歪斜、语言不清、讲话不能或不流利、一侧肢体麻木、一侧肢体无力或瘫痪、一个肢体活动不能等，这些都可能是严重脑血管病的先兆。

10. 脑中风

脑中风也就是脑血管病，将其列为脑血管病的危险因素是因为：发生过脑中风的患者与没有发生过脑中风的同龄正常人群，其再发生脑血管病的机率高出 5 倍，也就是说发生过中风的人更容易复发。

【专家提示】

（1）如果只存在上述危险因素一种或几种而没有脑血管病的先兆或表现，应当积极治疗存在的危险因素，同时定期监测其他危险因素的发生并采取针对性措施。

（2）如已存在危险因素且已出现中风先兆，如暂短性脑缺血性发作，应当立即去医院早期诊断早期治疗，防止严重脑血管病发生。

（3）如已经患中风，尽可能早期（发病数小时后的急性期）或更早入院治疗，这样会降低疾病危害，减少后遗症的发生。

三、脑血管病发生前会出现哪些先兆

（1）突然发生眩晕；

（2）突然发生剧烈头痛；

（3）步态异常；

（4）哈欠不断；

（5）高血压患者鼻出血；

（6）血压异常；

（7）呛咳、吞咽困难、突然出现半身麻木、疲倦、嗜睡、耳鸣等也是脑血管病的先兆表现。

四、如何预防脑血管病

1. 控制情绪，避免精神过度紧张和疲劳

因为不良刺激及精神过度紧张和疲劳，可使血压突然升高，进而导致脑血管破裂出血而发病。故预防脑血管病首先应注意控制情绪，避免过度紧张与疲劳。

2. 节制饮食，做到有规律、有限度、有范围

注意节制饮食，做到定时定量，不要吃得太饱和过咸，少吃肥肉、辣椒、生葱、大蒜等肥甘厚味和辛辣刺激之品，多吃一些新鲜水果和蔬菜。

3. 生活有节律，劳逸应适度

过劳则伤气，过逸则形肥而脏弱，均易发生脑血管病。故从事脑力劳动及进入中老年之后，要注意劳逸结合，可适当参加一些体育活动，以增强体质和抗病能力。

4. 节制性生活，保肾精

房事过度可致肾水亏虚，肝木失养，肝阳上亢，肝风内动，而发生脑

注意节制饮食，做到定时定量。少吃肥腻，多吃水果和蔬菜，可预防脑血管病。

血管病。所以，应注意节制性生活，保护肾精。

5. 保持大便通畅

大便秘结，排便时用力过猛，可使血压突然升高，而发生脑血管病。因此，血压偏高或有脑血管病先兆的中老年人，应保持大便通畅，防止大便秘结。

五、脑血管病患者的饮食与营养

在一般情况下，脑血管病患者的饮食与营养应注意以下几点：

1. 饮食要有节制

每顿饭以七八成饱为宜，切忌过饱，保持摄取的热量与消耗的热量基本相等。

2. 限制高胆固醇食物的摄入

脑血管病患者多数血脂都偏高，在饮食中要限制高胆固醇食物的摄入，如肥肉、动物脂肪、动物内脏、奶油及鱼子等。平时要食用植物油，如玉米油、豆油、花生油、菜子油、芝麻油等。

3. 饮食要多样化，切忌偏食

应荤素搭配，粗粮、细粮混吃，既要吃肉吃蛋又不宜过多，这样可以增强患者的体质和抵抗疾病的能力。

4. 食盐要限量

临床资料证明，脑血管病患者多半血压较高，高盐饮食对病情不利。因此，咸菜、榨菜、咸鱼、咸肉、酱豆腐、松花蛋等食品以不吃或少吃为好。

5. 少吃甜食，特别是控制糖和巧克力的食用量

多吃糖会使糖转化为脂肪，使血脂升高。

6. 多吃蔬菜和水果

这类食物中含有丰富的粗纤维、不饱和脂肪酸、胡萝卜素、维生素 C 和维生素 E 等人体必需的营养成分，它们正是延缓衰老、预防脑血管病和心血管病的“良药”。

7. 适当多吃一些具有降低血脂和软化血管作用的食物

如黑木耳、洋葱、芹菜、番茄、苹果、胡萝卜、韭菜、油菜以及豆制品等。

8. 戒烟、戒酒

对防治脑血管疾病也有一定的作用。

【专家提示】

脑血管病复发后，会出现与首次发病时相同的症状，如头痛、头晕、视力模糊、说话不清、偏瘫及偏身感觉障碍等。脑血管病的复发问题应予重视。在恢复期除积极采取各种康复措施外，还应注意治疗原发病，预防脑血管病的再次复发。

• 预防为主，消除或改善脑血管病的危险因素 •

根据国内外研究，引起脑血管的危险因素是高血压、糖尿病、心脏病（主要指心房纤颤）、高胆固醇血症、大量饮酒、吸烟等。其中最主要的是高血压，因此控制、治疗高血压是预防脑血管病的最重要措施。研究发现，食盐的摄入量与高血压的发生有一定的关系。因此中、老年人饮食应该清淡。根据世界卫生组织建议，成人日食盐摄入量以不超过5克（原建议6克）为宜。另外良好的生活习惯也非常重要，如生活规律，适当运动等。大量饮酒、吸烟可导致四五十岁即发生脑血管病。

鱼类蛋白是一种优质蛋白质，富含不饱和脂肪酸，多食鱼类可防止心脑血管病的发生。

糖尿病的预防与日常保健

一、什么是糖尿病

糖尿病是一种代谢性疾病。人体胰腺有胰岛细胞，胰岛细胞中含 α 细胞分泌胰高血糖素，β 细胞分泌胰岛素，胰岛素的作用是促进糖原合成，有肝糖原、肌糖原，还促进蛋白质合成及脂肪合成。它是由于胰岛 β 细胞分泌胰岛素的功能降低，导致胰岛素分泌绝对或相对不足以及靶组织对胰岛素的敏感性降低，引起糖、蛋白质和脂肪代谢紊乱，进而出现血中葡萄糖水平升高及尿糖阳性。糖尿病典型的临床表现为“三多一少”，即多饮、多尿、多食和体重减少。但是，部分糖尿病患者起病时仅有体重渐减，而不出现三多征象。

流行病学调查资料显示，全国糖尿病患者总数约4000多万。世界糖尿病患者人数最多的3个国家是印度、中国和美国。发病率增加最快的是由穷到富急剧变化着的发展中国家。

二、什么是老年糖尿病

老年糖尿病是指年龄在60岁以上诊断的糖尿病患者，其中一部分是在进入老年期即在60岁以后发病诊断的，另一部分是60岁以前确诊，而后进入老年期的患者。

老年糖尿病的特点主要有：

（1）发病率高。

（2）2型糖尿病多，老年糖尿病绝大多数（95%以上）为2型糖尿病。

（3）老年糖尿病患者常无典型的“三多”症状。

（4）常在患糖尿病数年后，才得到诊断。由于老年糖尿病“三多一少”症状不明显，所以很多老年人并不知道自己患了糖尿病，经常被认为是胃肠道疾病等。许多老年糖尿病患者因此失去了早期诊断、早期防治的良机。

（5）若诊断、治疗不及时、不规范，则易发生各种并发症，如高渗性非酮症昏迷、酮症酸中毒、乳酸性酸中毒、严重低血糖、冠心病、糖尿病肾病、肾功能不全、脑动脉硬化、脑卒中、糖尿病肾病、糖尿病视网膜病变及糖尿病足病等并发症。

三、哪些人属于糖尿病的高危人群

（1）肥胖（体重超过标准体重的 20%）。

以 BMI 估测全身肥胖

体质指数（Body Mass Index，BMI）＝体重（千克）/身高的平方（平方米），

BMI＜18.5（体重过低）

18.5～23.9（正常）

24.0～27.9（超重）

≥28.0（肥胖）

（2）家族中有患糖尿病的一级亲属（如父母亲等）。

（3）有妊娠糖尿病史或巨大胎儿分娩史（新生儿≥4 千克＝8 市斤）的妇女。

（4）高血压（≥140/90 mmHg）。

（5）高密度脂蛋白（HDL）≤0.9 mmol/L（≤35 mg/dl）。

（6）三酰甘油（TG）≥2.8 mmol/L（≥250 mg/dl）。

（7）曾有餐后血糖升高或糖耐量低减（IGT）者。

四、糖尿病的日常保健及预防

1. 多了解糖尿病常识，及早发现，及早治疗，降低代价

由于糖尿病的发病率高而且并发症多，因此，如果您是糖尿病的高危人群，日常生活中一定加以留意。定时体检，多了解有关糖尿病的常识以

及典型临床表现等，及早进行口服葡萄糖耐量试验，以便及早明确诊断是糖耐量低减还是糖尿病，给予及早正确治疗。控制血糖，减少糖尿病并发症的危害。

• 提醒：特别注意“餐后血糖” •

众所周知，血糖升高是糖尿病的主要表现，血糖过高可导致并发症发生的危险，严重影响糖尿病患者的生活质量。目前较常用的糖尿病诊断指标是空腹血糖值（即餐前血糖）。但患上糖尿病往往是一个发展的过程，在这个过程中，餐后高血糖症状会早于空腹血糖高出现。早期发现这一糖尿病苗头，有助于及早预防和控制。国际 PGR 研究小组（国际餐后血糖控制研究小组）研究表明，作为糖尿病控制的一个重要标志，餐后血糖控制在糖尿病管理中成为愈来愈重要的一个方面。

此外，医学界对于餐后血糖测量所做的大量研究和日渐浓厚的兴趣表明，它不仅是关于血糖浓度更加准确的测量指标，同时餐后血糖值升高也是心血管发病的征兆。有可靠数据显示，糖尿病患者患上心血管病的可能性是普通人的 2 ~4 倍。并且，那些患有糖尿病的人死于心血管疾病的危险是非糖尿病患者的 3 倍。

王姮

2. 进行正确的糖尿病饮食管理

许多轻度糖尿病患者只需进行恰当的饮食控制并配合适当的运动锻炼，肥胖或超重者减轻体重，即可达到防治要求，可暂不用降糖药物。而对于需要药物治疗的糖尿病患者，如果忽视饮食控制，即使给予药物治疗也难以奏效。所以说，饮食控制是糖尿病治疗的基石。

良好的糖尿病饮食控制，有四大要求：固定热量、均衡营养、控制血糖、改善血脂。“固定热量”是指根据个人的理想体重和劳动强度，制定其每日所需的热量，然后针对特定食物所含热量做换算，使每日摄取的热量基本保持一致。“均衡营养”是指在等热量的情况下，尽可能选择多种类别的食物，以争取全面均衡的营养。

糖尿病患者饮食原则：

（1）主食一般以米、面为主。根据各个病人的饮食习惯可适量吃些粗杂粮，如燕麦、麦片、玉米面等，有较多的无机盐、维生素，又富含膳食纤维，膳食纤维具有减低血糖作用，对控制血糖有利。

（2）蛋白质来源以适量豆制品或奶制品为好。一方面其所含蛋白质量多、质好，另一方面其不含胆固醇，具有降脂作用，故可代替部分动物性食品，如肉类等。

（3）患者在控制热量期间，如仍感饥饿，可多食用含糖少的蔬菜，用水煮后加一些佐料拌着吃。由于蔬菜所含膳食纤维多、水分多、供热能低，具有饱腹作用，是糖尿病患者必不可少的食物。

（4）少食白糖、红糖、葡萄糖及糖制甜食，如糖果、糕点、果酱、蜜饯、冰淇淋、甜饮料等。含碳水化合物较多的马铃薯、山药、芋艿、藕、蒜苗、胡萝卜等应少用或食用后减少相应的主食量。

（5）富含饱和脂肪酸的猪油、牛油、羊油、奶油、黄油等少用，最好不吃。可用植物油代替部分动物油，花生、核桃、芝麻、瓜子中含脂肪也相当多，尽量不吃或减少油类摄入。

（6）蛋黄和动物内脏如肝、脑、肾等含胆固醇相当高，应尽量少用或不用。

（7）水果中含葡萄糖、果糖，能使血糖升高，故在血、尿糖控制相对稳定时，空腹血糖小于7.8 mmol/L或餐后两小时血糖小于10 mmol/L时，可在两餐之间或临睡前食用，但也要按等热量扣主食。

长期坚持饮食治疗、运动治疗和糖尿病监测，必要时采用药物治疗，使血糖始终控制在满意水平。

（8）酒类，主要含酒精，产热高，而其他营养素含量很少，故不饮为宜。

3. 适度运动，持之以恒

合理的运动能加速糖的分解，降低胰岛素抵抗，提高胰岛素的敏感度，还可提高机体的免疫功能和抵抗力。坚持运动，对控制血糖大有益处。糖尿病患者适合的运动为有氧运动，即强度小、节奏慢，运动后心脏跳动不过快、呼吸平缓的一般运动，如散步、慢跑、太极拳、骑自行车、游泳、自编体操等。

但糖尿病患者要注意，运动应当循序渐进、逐步增强。最好进食后一小时才运动，同时还应随身带一些容易消化的糖食，如市面上出售的小包装的葡萄糖就很好，在有饥饿感时就应马上补充这些食物，勿等继续发展加重才进食。

以下类型的糖尿病患者，应当尽量减少运动：

同时伴有心功能不全、冠状动脉供血不足者；

严重眼底病变者；

肾功能不全者；

严重高血压者（血压大于180/105 mmHg）；

糖尿病足、关节病变者；

经常头晕，尤其是运动时发作者；

反复低血糖发作者（低血糖的症状是：心慌、出汗多、双手发抖、思想不集中，应立即进食甜食，让血糖在15分钟内恢复正常水平即70～200 mg/dL。）

活动后心律紊乱加重者；

发生急性并发症者，如感染、发热、酮症酸中毒患者；

血糖显著升高者（空腹血糖小于16.7 mmol/L或300 mg/dL）。

4. 良好心态有利于糖尿病的预防

一个好的心态对糖尿病的预防也是有其积极作用的。因为各种心理不平衡会进一步加强胰岛素抵抗，促使糖尿病的发生。

●警惕糖尿病合并冠心病●

糖尿病是一种全身性代谢紊乱性疾病，不仅会影响糖类的代谢，导致高血糖，还会影响蛋白质和脂质代谢，导致脂代谢紊乱和高脂血症，诱发冠状动脉硬化发生冠心病。其冠心病、心肌梗死的发病率及死亡率远较无糖尿病患者高，且发病早。

糖尿病合并冠心病时往往病情较重，预后较差，死亡率较高。这是因为糖尿病合并冠心病者常有多支冠状动脉粥样硬化，狭窄程度较重。而且，由于糖尿病性神经病变，患者的神经末梢受损时痛阈升高，即使发生了严重的心肌缺血，疼痛也较轻微或不典型，甚至没有心绞痛症状，引起无痛性心肌梗死的发生率增高。因此，糖尿病患者应定期到医院检查心脏。突然出现极度乏力、昏厥、气喘等症状时也应尽快到医院检查。

颈椎病的预防与日常保健

一、什么是颈椎病

颈椎病又称颈椎综合征，是由于人体颈椎间盘逐渐发生退行性变、颈椎骨质增生或颈椎正常生理曲线改变后刺激或压迫颈神经根、颈部脊髓、椎动脉、颈部交感神经而引起的一组综合征。这类患者轻则常常感到头、颈、肩及手臂麻木，重则可导致肢体酸软无力，甚至出现大小便失禁及瘫痪等。

颈椎病分为椎动脉型、神经根型、交感型、脊髓型及混合型5种。如果是脊髓型的患者，千万不能做按摩。

颈椎病的病因：一是先天因素，如发育性颈椎管狭窄、先天性颈椎畸形等；二是慢性劳损；三是急性损伤及炎症。

二、您是颈椎病患者吗

可以明确为颈椎病的症状如下，凡是有以下其中一条者，即表明患有颈椎病。

（1）后颈部疼痛，用手向上牵引头颈可减轻，而向下加压则加重者；

（2）颈部疼痛的同时，伴有上肢（包括手部）放射性疼痛或（与）麻木者；

（3）闭眼时，向左右旋转头颈，引发偏头痛或眩晕者；

（4）颈部疼痛的同时，伴有上肢或下肢无力及肢体疼痛者；

（5）低头时，突然引发全身麻木或有“过电”样感觉者；

三、如何预防颈椎病

（1）保持乐观精神。研究表明，长期压抑感情、多愁善感的人易患神经衰弱，神经衰弱会影响骨关节及肌肉休息，长此以往，颈肩部容易疼痛。所以，要经常保持乐观向上的好心情。

（2）加强颈肩部肌肉的锻炼。经常做头及双上肢的前屈、后伸及旋转运动，既可缓解疲劳，又能使肌肉发达、韧度增强，从而有利于颈段脊柱的稳定性，增强颈肩顺应颈部突然变化的能力。

（3）避免高枕睡眠的不良习惯。高枕使头部前屈，增大下位颈椎的应力，有加速颈椎退变的可能。

（4）注意颈肩部保暖。避免头颈负重物，避免过度疲劳，坐车时不要打瞌睡。

（5）及早、彻底治疗颈肩、背软组织劳损，防止其发展为颈椎病。

（6）劳动或走路时要注意自我保护，防止闪、挫伤。

（7）注意端正头、颈、肩、背的姿势，不要偏头耸肩，谈话、看书时要正面注视，保持脊柱的正直。不要长时间读写、玩麻将、打扑克、看电视等。

（8）中医认为胡桃、山萸肉、生地、黑芝麻等具有补肾髓之功，合理地少量服用可起到强壮筋骨、推迟肾与关节退变的作用。

（9）发病期间要暂停骑自行车、编织以及需要长时间低头的活动和家务劳动等。

四、颈椎病的日常保健

1. 颈部自我按摩保健

抬起右手，弯曲手指，食指、中指、无名指、小指屈曲，由上到下、由轻到重在颈部拿捏3~5遍。然后抬起另一只手，用同样方法做一遍。用左手拿捏右侧颈肩部3~5遍，再用右手拿捏左侧颈肩部3~5遍。双手拇指按揉风池穴（脑后、后发际颈椎两侧凹陷处），半分钟后会感觉到酸胀感。颈部前屈后伸，左右侧屈，做头部的环绕运动，顺时针转一圈，逆时针再转一圈。

2. 挑选合适的枕头

（1）仰卧，勿让颈部悬空，避免受力不均。

（2）肩宽减头宽再除以二等于合适的枕头高度。

（3）枕头应呈长圆柱形，断面直径15厘米，长度约40厘米，内装荞麦皮为宜。

3. 工作期间防治颈椎病

（1）电脑屏幕与眼睛要保持适当距离；看屏幕时不要仰视，最好平视，稍微俯视是可以的。

（2）桌面的水平位置最合适的高度是：到胸骨中下方1/3处，大概到平时穿衣服的第二或第三颗纽扣处。

（3）工作一段时间之后要起来走走，看看其他地方，多活动腰椎、颈椎。

（4）凳子要低一些，防止头低得太厉害。

颈椎病患者应尽量避免高枕睡眠，以防颈椎退变。

4. 正确运动，合理调理颈椎病

运动疗法是治疗颈椎病很好的方法。可以增强颈肩部的力量，改善颈椎各关节功能，促进机体的代谢能力，达到防治肌萎缩，恢复功能，减少复发的目的。

颈项牵拉先做立正姿势，两脚稍分开，两手撑腰。练习时：头、颈向右转，双目向右后方看；还原至预备姿势；头、颈向左转，双目向左后方看；还原至预备姿势。低头看地，以下颌能触及胸骨柄为佳；还原至预备姿势。将头后仰，然后还原。动作宜缓慢进行，以呼吸一次做一个动作为宜，各做两次。

往后转头预备姿势同上。头颈向右转，双目向右后方看；还原至预备姿势；头颈向左转，双目向左后方看；还原至预备姿势；动作要配合呼吸，缓慢进行。

回头斜望预备姿势同上。头颈向右后上方尽力转，上身也随同略向右转，双目转视右后上方，仰望天空；还原至预备姿势；头颈向左后上方尽力转，上身也随同略向左转，双目转视左后上方，仰望天空；还原。呼吸一次做一个动作。

以上三个动作，主要是练习颈部的伸屈与旋转功能。轻症患者可加练侧弯动作。眩晕型患者如做颈部旋转动作会有副作用，宜暂停练习往后转头及回头斜望动作。

【专家提示】

在做健身活动时应先做颈部的准备活动：做头部的伸屈、旋转运动，由小幅度到大幅度，活动开后再做其他健身运动。以上对预防颈椎病的发生和减轻症状很有帮助，如果已经患了颈椎病，应先采取保守治疗。常用的治疗方法有：按摩、牵引、针灸、理疗以及体疗等综合治疗。根据多年的治疗经验，经系统的综合治疗后大部分患者可以治愈，恢复正常的生活和工作。

骨质疏松症的预防与日常保健

一、什么是骨质疏松症

骨质疏松症是以骨组织显微结构受损，骨矿成分和骨基质等比例的不断减少，骨质变薄，骨小梁数量减少，骨脆性增加和骨折危险度升高的一种全身骨代谢障碍疾病。骨质疏松症一般分两大类，即原发性骨质疏松症和继发性骨质疏松症。原发性骨质疏松症又可分为绝经后骨质疏松症和老年性骨质疏松症。老年人患病率男性为60.72%，女性为90.47%。

二、您有骨质疏松的危险吗

(1) 您是否受到轻微碰撞或跌倒就发生了髋骨骨折?

(2) 您是否曾经因为轻微的碰撞或者跌倒就会伤到自己的骨骼?

(3) 您经常连续3个月以上服用可的松、强的松等激素类药品吗?

(4) 您的身高是否降低了3厘米?

(5) 您经常过度饮酒吗?

(6) 每天您吸烟超过20支吗?

(7) 您经常患痢疾腹泻吗?

(8) 女士回答：您是否在45岁之前就绝经了?

(9) 女士回答：您曾经有过连续12个月以上没有月经（除了怀孕期间）?

(10) 男士回答：您是否患有勃起功能障碍或缺乏性欲的症状?

如果您选择的答案中有5项以上为“是”，请尽早去医院做骨密度检测。还要注意调整自己的生活习惯，开展正确的预防与保健。

三、骨质疏松会有哪些并发症

1. *疼痛*

疼痛是原发性骨质疏松症最常见的并发症。以腰背痛多见，仰卧或坐

骨质疏松症治疗的原则是对症处理，延缓骨质丢失或增加骨量以预防骨折的发生。

位时疼痛减轻，直立时后伸或久立、久坐时疼痛加剧；日间疼痛轻，夜间和清晨醒来时加重。弯腰、肌肉运动、咳嗽、大便用力时加重。

2. 身长缩短、驼背

多在疼痛后出现。脊椎负荷量增大，容易压缩变形，使脊椎前倾、背曲加剧，形成驼背。

3. 骨折

这是退行性骨质疏松症最常见和最严重的并发症。

4. 呼吸功能下降

胸、腰椎压缩性骨折，脊椎后弯，胸廓畸形，可使肺活量和最大换气量显著减少，患者往往可出现胸闷、气短、呼吸困难等症状。

四、骨质疏松症的预防与保健

1. 骨质疏松症的预防

预防骨质疏松症的最佳方式是定期检测骨密度。一般女性 40 岁以后，男性 45 岁以后，特别是绝经后的妇女，每年都应去医院或体检中心进行 1～2 次骨密度检查，并通过检测其他项目评价骨代谢和骨转换的生化指标。血、尿、便中有关矿物质的含量也可间接提示骨代谢的状况。如果到 60 岁以后再做骨密度检查，尤其是绝经后妇女，就太晚了，往往效果不太理想。而早检查、早诊断、早治疗，可以抑制骨吸收，促进骨形成，提高骨密度和骨强度，降低骨折的发生。

另外要注意调整饮食结构和增加运动，保证每日钙的补给。多吃一些含丰富钙质的食物，乳类食品有：牛奶、乳酪、酸乳酪、鸡蛋、蛋糕；豆类制品有：豆皮、豆腐乳、豆干、油豆腐；海鲜类有：含骨小鱼、生蚝、蚌类、虾米；蔬菜植物类有：发菜、紫菜、海藻、芝麻、金针、九层塔、咸菜干。

2. 骨质疏松症患者应该如何保健

饮食保健

（1）合理安排饮食结构。老年人要多摄入一些含钙、磷、维生素及蛋白质丰富的食品，以弥补体内与骨代谢有关的物质的不足。

（2）饮食适量。骨质疏松者，饮食必须适量，暴饮暴食除了对胃肠道有损害外，还不利于营养物质的吸收。一次摄入食品过多，虽然营养物质很多，但身体不能有效地吸收和利用，只能将过多的部分排出体外，因而无益于纠正骨质疏松。

（3）多吃富含钙、磷、维生素 A、维生素 C、维生素 D 的食物，如虾皮、鸡蛋、奶制品、海藻、豆类食物，以及新鲜绿叶菜、花菜。配合户外活动，接受阳光照射。

（4）主食以米、面、杂粮为主，做到品种多样、粗细搭配。

（5）可以配合饮食，再吃一些钙强化食品、药膳等。戒掉生活不良习惯，如饮酒、浓咖啡、浓茶、碳酸饮料、吸烟等。最好忌食辛辣食物。

（6）如果要服用钙质补充剂，应饭后马上服用，或干脆与饭一起吃，这样有利于钙质的吸收，也不容易产生便秘之类的胃肠反应。但有高血钙症、结石病史的人，不宜自行补钙，应先行咨询医生专业意见。

运动保健

运动量为每周 3 次，每次每个动作 20 次。步行、跑步、上下楼梯等都可强化骨骼组织，对患者有很大益处。

日常起居的注意事项

（1）骨骼部位出现疼痛时，可以热敷 15 分钟，然后做伸展及放松运动。

（2）站、坐、睡等姿势要正确。

（3）起床：首先转侧卧，手力撑床起，腰背省力气。

（4）跌跤是患者骨折及软组织创伤的主要因素，要注意家居安全，房间内光线要充足，少放置障碍物，地毯要固定。

（5）骨质疏松症患者必须选择安全性高的鞋，如鞋底有坑纹的鞋、阔底鞋、平而富弹性的鞋底的鞋、平面加粗粒防滑鞋等。

（6）不宜参加剧烈运动，尤其是引起肌肉过度酸痛的运动。打拳或跳舞时转身、转颈及弯腰动作不宜太猛，避免上下跳。

（7）心理调整：心胸宽广、心情愉快、性格豁达者症状往往较轻，治疗效果也好；心胸狭小、性格怪癖、心情压抑者症状常表现得较重，治疗效果也较差。因此，心理状态的调整日益受到重视。

【专家提示】

运动时需掌握以下原则：阳光空气、由浅入深、量力而为、由热身起、持之以恒、平路步行、循序渐进。患者应根据医生建议来设计个人的运动方式，如正处于疼痛期，应先止痛并向医生咨询后方可运动。

腰椎间盘突出的预防与日常保健

一、什么是腰椎间盘突出

椎间盘位于相邻两椎体之间，有内外、外两部构成，外部为纤维环，由多层呈环状排列的纤维软骨环组成，围绕在髓核的周围，可防止髓核向外突出，纤维坚韧而有弹性；内部为髓核，是一种富有弹性的胶状物质，有缓和冲击的作用。成年人，椎间盘发生退行性改变，纤维环中的纤维变粗，发生玻璃变性以致最后破裂，使椎间盘失去原有的弹性，不能担负原来承担的压力。在过度劳损，体位骤变，猛力动作或暴力撞击下，纤维环即可向外膨出，从而髓核也可经过破裂的纤维环的裂隙向外突出，这就是所谓的椎间盘突出。

二、腰椎间盘突出的临床表现

1. 腰痛

腰椎间盘突出症的患者，绝大部分有腰背痛。腰背痛可以在腿痛之前、同时或之后出现。一般为钝痛、刺痛或放射痛。

临床所见腰背痛可分为两类：一类是腰背部广泛的钝痛，起病缓慢，活动或较长时间单一姿势后加重，休息或卧床后疼痛可减轻。另一类腰背痛发病急骤、严重，腰背部肌肉痉挛，腰部各种活动均受限制，一般持续时间较长，约3~4周始能缓解。

2. 坐骨神经痛

坐骨神经痛多为逐渐发生，疼痛多呈放射性，由臀部、大腿后外侧、小腿外侧至跟部或足背。有的患者为了减轻疼痛，松弛坐骨神经，行走时取前倾位，卧床时取弯腰侧卧屈髋屈膝位。坐骨神经痛可在某种姿势下，因活动或腹压增加而加重或出现触电般的放射痛。部分患者可表现为大腿前内侧或腹股沟部疼痛，或双侧坐骨神经痛、会阴部麻木、排尿排便障碍。女性患者可有尿失禁表现，男性患者出现阳痿。

3. 体征

可见脊柱姿势改变，腰背部压痛点，直腿抬高试验阳性等。

三、预防腰椎间盘突出的自我按摩

体力劳动者、司机、运动员、老年人可进行预防性的自我按摩——搓腰眼，使腰部血循环良好，提高肌肉的灵活性，对预防腰腿疼和腰椎间盘突出症有一定的作用。

具体做法是：两手对搓发热后，紧按腰眼，用力向下搓到尾闾部分，然后再退回到两臀后屈尽处算一次。用力搓30~50次。另外，两手轻握拳，用拳眼或拳背轻轻扣打腰眼处，或用双手握拳，用手背骨节按摩腰眼处，也可用双手捏腰眼处肌肉，从两臀后开始往下捏至骶骨下端，往返10次；两大拇指、食指和中指将腰肌捏起，大拇指从上往下推，下面食指和中指往下搬，让肌肉滚动起来，每日捏1~2次。

四、腰椎间盘突出患者的保健操

腰椎间盘突出症引发的腰痛让人很难以忍受。这种腰痛，轻者仅为腰背酸痛，重者则表现为腰直不起来，并伴下肢麻木、酸胀、疼痛等。由于腰椎间盘突出是种退行性病变，因此要想让这种腰腿痛完全断根是不太可能的；惟有平时注意自我保健，方可缓解症状，预防疼痛再度发作。

搓腰眼可促使腰部血液循环，提高肌肉的灵活性，对预防腰腿疼和腰椎间盘突出症有一定的作用。

现介绍一套家庭自我保健操，由腰椎间盘突出引起的腰腿痛者不妨每天做1～2次。

第一节：俯卧位，平卧在硬板床上，做好预备动作。

第二节：俯卧位，用双肘关节撑起坚持3分钟，然后复原修整一分钟，重复6～8次。

第三节：俯卧位，用双手撑起，肘关节伸直，坚持3分钟后复原一分钟，重复6～8次。每次可加用深呼吸法，吸一口气，然后吐气，吐尽为止。此时会感觉腰部下沉，使腰椎尽量恢复到原来的正常生理曲度。

第四节：利用家中的熨衣板或木板，再加一条安全带或强力皮带，牢牢束住腰部。俯卧位，用双手撑起，坚持3分钟后复原，反复6～8次。

第五节：俯卧，腹下放一个枕头，双手扣紧于背后，将双腿、头部和肩膀尽量提起，坚持一秒钟后，然后放下松弛，重复6～8次。

第六节：放松动作。做完上述练习后，做一下屈曲膝关节的动作。

以正确坐姿休息片刻，即坐在硬椅子上，臀部紧靠椅背根部，若有条件最好是在椅背中央放置一个圆柱形靠背，肩胛骨尽量紧靠椅背，双腿自然放松。

第七节：站立伸展。直立，双脚微微分开，手放腰背部，四指并拢。手指向后，以双手作支柱，尽量将腰以上身躯向后弯，双膝要保持挺直。维持一两秒钟，然后回到开始位置。每次重复练习时，尽量尝试将上半身弯得比前一次更后、更弯，以达到最大可能的伸展度。

【专家提示】

腰突症引发腰腿痛者还应遵守以下3点：(1) 每晚睡硬板床。(2) 仰卧位时，腰下垫只薄软的小枕头。(3) 当腰腿痛急性发作、疼痛剧烈时，应立即卧床休息。如果不能平卧，可侧卧或俯卧。此时不要做上述保健操。在三四天内，应避免做向前弯曲的动作，如弯腰扫地、拖地、洗头等。

类风湿性关节炎的预防与日常保健

一、什么是类风湿性关节炎

类风湿性关节炎是一种以慢性破坏性关节病变为特征的全身性自身免疫疾病。本病以双手、腕、膝、关节的对称性多关节炎为主。可伴有发热、贫血、皮下结节及淋巴结肿大等关节外表现，血清中可出现多种自身抗体。未经正确治疗的类风湿性关节炎可迁延不愈，甚至导致关节畸形。

二、如何预防类风湿性关节炎

从现代医学角度来看，本病的病因病机尚未彻底阐明，所以，迄今缺乏明确的预防措施，但是我们可以从生活细节中多留心，以降低发病的几率：

1. 避免风寒湿邪侵袭

要防止受寒、淋雨和受潮；关节处要注意保暖，不穿湿衣，湿鞋、湿袜等；不要贪凉、暴饮冷饮；不要卧居湿地。另外，劳动或运动后，忌汗出未干便入水洗浴；在水湿潮寒的环境中工作的人员，一定要注意使用劳动保护用品；垫褥、被盖勤洗勤晒，保持清洁和干燥；劳动汗出，里衣汗湿后应及时更换洗净。

2. 加强锻炼，增强体质

凡坚持体育锻炼的人，身体就强壮，抗病能力强，很少患病，其抗御风、寒、湿邪侵袭的能力也比一般未经过体育锻炼者要强的多。经常参加体育锻炼，如练气功，打太极拳，做保健体操等均能增强机体抗风寒湿邪的能力。《内经》所谓“正气存内，邪不可干”、“邪之所凑，其气必虚”，正是这个道理。

3. 预防和控制感染

有些类风湿性关节炎是在患了扁桃体炎、鼻窦炎、龋齿等感染性疾病之后而发病的，因人体对这些感染的病原体发生了免疫反应而引起本病。

10月12日是世界关节炎日，关节炎是世界头号致残性疾病，其种类已超过百种。

所以，预防和控制体内感染病灶也十分重要。

4. 注意劳逸结合

饮食有节、起居有常、不忘劳作是强身保健的主要方式。过度疲劳，正气易损，风寒湿邪也可乘虚而入。临床上，有些类风湿性关节炎患者的病情虽然基本控制，处于疾病的恢复期，但往往由于劳累而加重或复发。所以，要注意劳逸结合，活动与休息要适度。

5. 保持正常的心理状态

本病有很大一部分是由于心理状态异常如精神受刺激、心情压抑、过度悲伤而诱发；患病之后，情绪的波动又往往使病情加重。因此，保持心情舒畅对预防类风湿性关节炎有重要意义。

三、类风湿性关节炎患者的日常保健

类风湿性关节炎患者，为促进疾病的恢复，在日常生活中应注意以下几点：

1. 早期诊断

现代医学认为，类风湿性关节炎将近半数以上的病例可以从病史中得出初步诊断或诊断线索，单从体征得到诊断的约占30%，通过化验检查得到诊断的不过20%。因此，发现有四肢小关节肿瘤、早晨僵硬等应及时到医院风湿病专科诊治，不要轻信江湖秘方、胡乱投医，或者自己滥用药物，延误诊治，浪费钱财。

2. 避寒保暖

中医认为，类风湿性关节炎主要由于遭受风寒湿邪的侵袭而导致经脉痹阻，气血运行不畅。因此，要养成自我保护的意识和习惯，冬天要戴手套，不要用冷水和化学洗涤剂接触患处，避免受凉、疲劳与潮湿。

3. 建立信心

类风湿性关节炎是慢性疾病，患者应该与医生密切合作，打持久战，战胜病魔。不要偏信广告，所谓有些“特效药”、“祖传秘方”等常常是骗人的，虽然取效一时，但无益于病情，造成钱财的损失。

另外，在适当从事体育锻炼的同时，注重修身养性，种花养草、练习书法、欣赏音乐，这对类风湿性关节炎病人的康复极为有利。

四、类风湿性关节炎患者的饮食

患类风湿性关节炎后，有些病人认为生病一定与身体素质有关，因此尽可能地多吃自己认为有营养的食物。也有些病人担心食物过敏会引起发病或加速病情发展，夏天不敢吃冷饮，平时不敢吃鱼、虾、鸡蛋、豆腐、海产品，以至食谱单调，营养不全面。显然，这样做对疾病的好转和康复都是不利的。那么，平时饮食到底应该如何安排呢？

1. 饮食要节制

要定时、定量，食物的软、硬、冷、热均要适宜。

2. 饮食宜清淡

类风湿性关节炎患者经常受病痛折磨，又长期以药物为伴。病发作时，更是茶饭不香，故食宜清淡。一则可以保持较好的食欲，二则可以保持较好的脾胃运化功能，以增强抗病能力。

3. 饮食不可偏嗜

鸡鸭鱼肉、五谷杂粮、蔬菜瓜果均不可忽视，应搭配合理。

4. 不宜服用刺激性强的食品

如辣椒等，尤其是类风湿性关节炎急性期的病人及阴虚火旺型病人最好忌用。糖类及脂肪也要少用，这是因为治疗类风湿性关节炎常选用糖皮质激素，导致糖代谢障碍，血糖增高，而脂类食物多粘腻，可使血脂胆固醇升高，造成心脏、大脑的血管硬化，并且对脾胃功能也有一定损害。类风湿性关节炎病人的食盐用量也应比正常人少，因为盐摄入过多会造成钠盐潴留。另外，茶叶、咖啡、柑橘、奶制品也可能会使类风湿病人的症状加重。

【专家提示】

关于类风湿性关节炎病人的饮酒问题，也应根据病情辨证对待。因为酒性辛热，助阳生火，能祛散寒邪，所以若患者伴有寒湿的表现时，可饮用一些药酒类的酒剂。而伴有湿热之象的患者，则不适宜于饮酒，因为酒热伤肝，酒湿伤脾，如再浸入附子、肉桂一类的热药，会加重内热和肿痛。此类病人如欲服药酒，可选择清凉性的药物浸入酒中，使药酒性质偏凉。对于一些不会饮酒的病人，可以稀释或加入调料调味后饮用。

脂肪肝的预防与日常保健

一、什么是脂肪肝

脂肪肝是指由于各种原因引起的肝内脂肪堆积过多的病变。正常肝内脂肪占肝重的3%～4%，如果脂肪含量在5%～10%的为轻度脂肪肝，超过10%～25%为中度脂肪肝，超过25%～50%为重度脂肪肝。

二、脂肪肝的主要表现

轻度脂肪肝多无临床症状，易被忽视。有的人会出现疲乏感，由于多数脂肪肝患者较胖，故更难发现轻微的自觉症状，因此目前很多脂肪肝患者都是在体检时偶然发现的。

中重度脂肪肝有类似慢性肝炎的表现，如食欲不振、疲倦乏力、恶心、呕吐、体重减轻、右上腹隐痛等。

重度脂肪肝患者可以出现腹水和下肢水肿。

三、脂肪肝的预防与日常保健

1. 饮食保健

饮食要素 脂肪肝患者要注意三大营养素的合理搭配，即增加蛋白质的摄入量，重视脂肪的质和量，适量食用含糖类食品。

控制饮食 合理控制饮食，先要控制热能，把体重减轻至标准体重作为目标，做到能量消耗高于能量摄入。多吃副食，限制主食，限制脂肪类食品；不吃或少吃甜食、油炸食品及肉汤、鸡汤、鱼汤；不吃动物内脏、蛋黄等高胆固醇食物。

戒酒 酒精进入人体后，主要在肝脏分解代谢，酒精对肝细胞的毒性使肝细胞对脂肪酸的分解和代谢发生障碍，引起肝内脂肪沉积而造成脂肪肝。饮酒越多，脂肪肝也就越严重。因此特别是酒精性脂肪肝的患者一定要戒酒。

纠正错误的饮食习惯 实行有规律的一日三餐。改变营养不均衡的状态，以免因自身的营养不良而引发脂肪肝。

2. 运动保健

运动种类 脂肪肝患者主要选择以锻炼全身体力和耐力为目标的全身性低强度动态运动，也就是通常所说的有氧运动。如慢跑、中快速步行（115～125 步/分钟）、骑自行车、上下楼梯、爬坡、打羽毛球、踢毽子、拍皮球、跳舞、跳绳和游泳等，这类运动对脂肪肝患者降脂减肥、促进肝内脂肪消退的效果较好。

运动强度 脂肪肝患者应根据运动后劳累程度和心率（脉搏）选择适当的运动量，以运动时脉搏为 100～160 次/分钟（用 170 减去实际年龄），持续 20～30 分钟，运动后疲劳感于 10～20 分钟内消失为宜。也有人认为，运动量的大小以达到呼吸加快、微微出汗后再坚持锻炼一段时间为宜。

运动频率 以每周 3～5 天较为合适，具体应根据实施者的肥胖程度、余暇时间以及对运动的爱好等因素来决定。如果运动后的疲劳不持续到第二天，每天都可以运动。

【专家提示】

如果出现以下症状，请立即就医：

（1）食欲不振、疲倦乏力、恶心、呕吐；

（2）体重减轻、肝区或右上腹剧烈疼痛或压痛、发热、白细胞增多；

（3）突然的心绞痛发作，伴有恶心、呕吐、盗汗；

（4）头晕、头痛，尤其是头痛为跳痛或后脑胀痛者；

（5）耳鸣，一侧肢体、面部或口周阵阵麻木；

脂肪肝是指中性脂肪（主要为三酰甘油）在肝脏内过多蓄积。

（6）呼吸困难、咳嗽、咯血、放射状胸痛、昏厥等症状。

胃溃疡的预防与日常保健

一、什么是胃溃疡

胃溃疡是消化系统常见疾病，大多由于幽门螺杆菌感染、服用非甾体消炎药（NSAID）以及胃酸分泌过多而引起，另外还可以由遗传因素和情绪波动、过度劳累、饮食失调、吸烟、酗酒等因素引起。

其典型表现为饥饿不适、饱胀嗳气、泛酸或餐后定时的慢性中上腹疼痛，严重时可有黑便与呕血。

胃溃疡由于病情延绵，病情复杂，又与精神情绪有关，病情加重或治疗不及时，还会导致出血、穿孔、幽门梗阻和癌变等恶劣后果，严重危害人民健康，所以应予以高度的重视。

二、胃溃疡的预防应做到如下几点

（1）饮食有节：按时进餐，多素少荤，多餐少食，多嚼慢咽，多面米少烟酒，少油炸刺激食物。

（2）坚持锻炼：饭后摩腹，晨起散步。

（3）和悦情志：少怒少恼，开豁大度。

（4）起居有常：按时起卧，尤忌熬夜不眠。

（5）有病早治：有病及时就医，治疗疾病照顾脾胃。

三、胃溃疡的日常保健

因胃溃疡是多发病、慢性病，易反复发作，因而要治愈胃溃疡，需要一个较为艰难持久的过程。患者除了配合医护人员进行积极治疗外，还应做好自我保健。

（1）必须坚持长期服药：必须坚持长期服药，切不可症状稍有好转，便骤然停药，也不可朝三暮四，服用某种药物刚过几天，见病状未改善，又换另一种药。一般来说，一个疗程要服药4～6周，疼痛缓解后还得巩固治疗1～3个月，甚至更长时间。

（2）避免精神紧张：胃溃疡是一种典型的心身疾病，心理因素对胃溃疡影响很大。精神紧张、情绪激动，或过分忧虑对大脑皮层产生不良的刺激，使得丘脑下中枢的调节作用减弱或丧失，引起植物神经功能紊乱，不利于食物的消化和溃疡的愈合。保持轻松愉快的心境，是治愈胃溃疡的关键。

（3）讲究生活规律，注意气候变化：胃溃疡病人生活要有一定规律，不可过分疲劳，劳累过度不但会影响食物的消化，还会妨碍溃疡的愈合。溃疡病人一定要注意休息，生活起居要有规律。溃疡病发作与气候变化有一定的关系，因此溃疡病人必须注意气候变化，根据节气冷暖，及时添减衣被。

（4）注意饮食卫生：不注意饮食卫生、偏食、挑食、饥饱失度或过量进食冷饮冷食，或嗜好辣椒、浓茶、咖啡等刺激性食物，均可导致胃肠消化功能紊乱，不利于溃疡的愈合。注意饮食卫生，做到一日三餐定时定量，饥饱适中，细嚼慢咽，是促进溃疡愈合的良好习惯。

（5）避免服用对胃黏膜有损害的药物：有些药物，如阿司匹林、地塞米松、强的松、消炎痛等，对胃黏膜有刺激作用，可加重胃溃疡的病情，应尽量避免使用。如果因疾病需要非得要服用，或向医生说明，改用他药，或遵医嘱，配合些其他辅助药物，或放在饭后服用，减少对胃的不良反应。

（6）消除细菌感染病因：以往认为胃溃疡与胃液消化作用有关，与神经内分泌机能失调有关，因而传统疗法是制酸、解痛、止痛。近年据有关学者研究发现，有些胃溃疡是由细菌感染引起的，最常见的是幽门螺杆菌，这类病人必须采用抗生素治疗。

【专家提示】

开水冲鸡蛋疗方：鸡蛋一个，打入碗中，用筷子搅匀，用滚烫的开水冲泡；中熟后即可食用。现代医学认为，开水冲鸡蛋质地柔软，容易被胃消化吸收，可大大减轻胃的负担，有利于溃疡病灶愈合。鸡蛋黄中含有卵

胃溃疡是一种典型的心身疾病，心理因素对胃溃疡影响很大。保持轻松愉快的心境，是治愈胃溃疡的关键。

磷脂，可在胃黏膜表面形成一层薄的疏水层，对胃黏膜有很强的保护作用和抵抗有害因子入侵的防御作用。

为避免病人大便干燥，还需常吃些琼脂、香蕉、蜂蜜等能润肠的食物，这对溃疡病人也很重要。

痛风的预防与日常保健

一、什么是痛风

痛风是由于嘌呤代谢紊乱导致血尿酸增加而引起组织损伤的一组疾病。病变常侵犯关节、肾脏等组织，发病年龄多在40岁以上，患病率随年龄而增加，男女之比为50∶1，多数女性患者在绝经后发生，常在春、秋季节发病。

二、痛风的主要表现

大多数痛风患者最早出现的症状是急性痛风性关节炎。急性痛风性关节炎大多发生于下肢小关节，特别是第一趾跖关节。而且，常在夜间突然发病，患处关节局部红肿、剧烈疼痛，对温度、触摸、震动极为敏感。

痛风易复发，反复发作后，可累及多个关节，并导致关节畸形，还可引起严重的肾功能损害。少数患者以肾结石起病，有腰痛、血尿等症状。

三、痛风的预防与日常保健

1. 保持理想体重

痛风多发生在营养过度的肥胖患者身上，暴饮暴食之后也易诱发痛风。痛风与肥胖关系甚为密切，肥胖度越高，痛风的患病率也越高。因此，应当节制饮食量，减轻体重，可以从一定程度上减少痛风的发作。但要注意，减轻体重时应当循序渐进，否则容易引起痛风的急性发作。

2. 合理的饮食调理

以低嘌呤食物为主 常见的有主食类：米、麦、面类制品，淀粉、高粱、通心粉、马铃薯、甘薯、山芋等。奶类：牛奶、乳酪、冰琪琳等。荤食：蛋类以及猪血、鸡鸭血等。蔬菜类：大部分蔬菜均属低嘌呤食物。水果基本上都属于低嘌呤食物，可以放心食用。其他的如葵花子、干果、海蜇、海藻等也都属于低嘌呤的食物。

低嘌呤的饮料 主要包括苏打水、可乐、汽水、矿泉水、茶、果汁、咖啡、麦乳精、巧克力、可可等。

限制盐的用量 每日用盐不超过2~5克。

增加饮水 保证每日饮水量应保持3000毫升左右，多饮水可起到增加尿量，促进尿酸排泄及避免尿路结石形成的作用。注意均衡饮水，以“每隔一小时饮一杯水”为宜。

少吃火锅 因为吃火锅时嘌呤摄入量比正常进餐要高很多，易诱发痛风。

禁止饮酒 痛风患者须禁酒，尤其是啤酒最容易导致痛风发作，应绝对禁止。

3. 适当运动，避免过度劳累

不要做剧烈活动 长时间剧烈活动会引起一过性高尿酸血症，不仅不利于病情的改善，反而会成为痛风发生的诱因。因此痛风患者不能长时间剧烈运动。

循序渐进，适可而止 适量的运动可以作为痛风的辅助治疗手段。因此，痛风患者可以选择一些比较简单的运动，如太极拳、散步、游泳等。运动时应当从小运动量开始，做到循序渐进。同时，还应当在运动中合理休息。如果安排一小时的运动锻炼，那么，每活动15分钟即应停下来休息一次，并喝点水补充体内水分，休息5~10分钟后再活动15~20分钟，这样一小时内可分为3个阶段进行，避免运动量过大和时间过长，是一种合理的运动安排。

保持良好的生活方式 有劳有逸，避免精神紧张、过度劳累。这样能

痛风患者尽量选用含嘌呤很低的食物，如牛奶、蛋类或乳制品，避免摄入过多的蛋白质。

稳定患者病情，还可极大提高患者生活质量，是最主动的防治措施。

【专家提示】

一定注意海鲜最好不要与啤酒共食。这是因为，海鲜是一种含有嘌呤和苷酸两种成分的食物，而啤酒中则富含分解这两种成分的重要催化剂维生素 B_1。吃海鲜的时候喝啤酒容易导致血尿酸水平急剧升高，诱发痛风，以至于出现痛风性肾病、痛风性关节炎等。

前列腺炎的预防与日常保健

一、什么是前列腺炎

前列腺炎是指前列腺特异性和非特异性感染所致的急慢性炎症，从而引起的全身或局部症状。前列腺炎是成年男性的常见病，一般统计约占泌尿科门诊疾病的25%～30%，它可以全无症状，也可以症状明显，迁延不愈，甚至可以引起持续或反复发作的泌尿生殖系感染。

前列腺炎分为急性细菌性前列腺炎、慢性细菌性前列腺炎、慢性非细菌性前列腺炎/慢性骨盆疼痛综合征和无症状的炎症性前列腺炎。

二、前列腺炎的主要表现

1. 排尿不适

急性前列腺炎可出现尿频、排尿时尿道灼热、疼痛。清晨尿道口可有黏液等分泌物，还可出现排尿困难的感觉。

2. 局部症状

急性前列腺炎还会出现后尿道、会阴和肛门处坠胀不适感，下蹲、大便及长时间坐在椅凳上胀痛加重。

3. 放射性疼痛

慢性前列腺炎的疼痛并不只局限在尿道和会阴，还会引起下腰痛。

4. 性功能障碍

慢性前列腺炎可引起性欲减退和射精痛、射精过早症，并影响精液质量。

5. 其他症状

慢性前列腺炎可合并神经衰弱症，表现出乏力、头晕、失眠等；长期持久的前列腺炎症甚至可引起身体的变态反应，出现结膜炎、关节炎等病变。

三、诱发前列腺炎的常见因素

1. 久坐

久坐易引起会阴部、前列腺的充血，可使局部的代谢产物堆积，前列腺腺管阻塞，腺液排泄不畅，导致慢性前列腺炎的发生。

2. 骑车

骑车与久坐的道理一样，可造成会阴及前列腺局部的充血、血液循环障碍，长此以往则造成前列腺炎的发生。长途骑车更是如此，可出现会阴部麻木不适、会阴疼痛、排尿时尿道痛、排尿困难、腰部酸痛等症状。

3. 饮酒

酒进入人体内能加快血液循环，扩张血管。大量饮酒能损害人体的防御机能，如使人体维生素缺乏，降低呼吸道的防御功能，损害肝脏及肾脏，引起贫血等，使细菌、病毒及其他微生物容易入侵，促使前列腺感染的机会大大增加。

4. 吸烟

长期吸烟的人，机体的免疫力降低，容易受到有害微生物的侵害，前列腺便可能是其中的受害器官之一。

四、前列腺炎的日常保健

1. 及早治疗

如果确诊为急性前列腺炎应当及早就医，坚持治疗，一定要治疗彻

前列腺保健六法：多排尿、多喝水、多放松、性生活规律、洗温水澡、远离酒精和辛辣食物。

底，以免转变成为慢性前列腺炎，给患者带来更多的痛苦。

2. 多喝水

前列腺炎患者应多补充水分。每天喝 2～3 升的矿泉水，以刺激尿流，防止尿液滞留。

3. 适量运动

运动也很重要。走路是很好的运动，但勿骑脚踏车，车座会压迫前列腺，加重病痛。避免接触非常冷的天气。

4. 水疗法

水疗法能有效地增加前列腺部位的血液循环。

方法一：坐在热水中（能忍受的最高温）15～30 分钟，一天一次或两次。注意：欲生育的男子不宜热水坐浴，以免影响生育功能。

方法二：用温及冷水喷下腹及骨盆区域，以 3 分钟热、1 分钟冷的方式交替喷淋。

方法三：坐在热水中，但将脚泡在冷水中，3 分钟后交换，坐在冷水中；将脚泡在热水中 1 分钟。

5. 注意饮食

治疗期忌食辛辣食物、忌酒。多吃谷类食物，多吃蔬菜和富含锌的食物（如南瓜子，海带等），补充适量维生素 A、维生素 C 以及维生素 E。

6. 规律生活

不要过度劳累，避免憋尿。

7. 小心性行为

当前列腺受感染或不适时，性行为会使急性细菌性前列腺炎加重，慢性前列腺炎则基本无大影响。

8. 药草茶

将等量的尿珠根、海冬青、八仙花根混合，煎成药草茶，每天服用 3 次，每次 3～4 汤匙，如此能缓解发炎及减轻排尿疼痛。如果灼热现象持续，可在以上配方里加入蜀葵叶，以发挥其缓和功效。其他可制成药茶的植物包括有利尿作用的布枯叶（勿煮沸）及玉米须。

如果尿液带少量血或夜晚频尿，可使用木贼，它是一种收敛剂。若腺体肥大，可将木贼与八仙花混合，功效更佳。其他有益于此症状的药草包括金印草根、香芹、杜松实、熊果叶、滑榆树皮、人参。

若以上配方无改善状况或症状复发，应请教泌尿科医师。

【专家提示】

前列腺炎与性病是完全不同的两种疾病。性病是特异性感染，属于传染性疾病，比如淋病，患者在尿道口会有分泌物，而前列腺炎在尿道口没有分泌物，只是有症状。急性前列腺炎患者一般应在医生指导下暂停性生活。慢性前列腺炎患者可以过正常的性生活，且有规律的性生活对慢性前列腺炎的治疗效果有促进作用。

• 前列腺疾病的两大误区 •

主要有两点值得提醒大家，一个是社会上对前列腺炎有夸大的趋势，觉得常见的不得了，另一个说得厉害的不得了，实际没那么严重。

前列腺疾病误区：

(1) 夸大前列腺炎危害，过度治疗；

(2) 低估前列腺癌发病率，延误诊治。

前列腺疾病走出误区：

(1) 正确理解前列腺炎对人体的影响；

(2) 定期检查，早期发现，规范诊治。

二手烟让妻子和孩子患心血管疾病死亡的危险增加两倍。

心律失常的预防与日常保健

一、什么是心律失常

心律失常指心脏的一切起搏及传导异常。正常的心搏起源于窦房结，由于心脏内冲动发生与传导异常，而使整个心脏或其中一部分活动过快、过慢或不规则，或者部分活动的程度发生紊乱，即可出现心律失常，又称心律紊乱。

二、心律失常的临床表现

心律失常的临床表现是一种突然发生的规律或不规律的心悸、胸痛、眩晕、心前区不适感、憋闷、气急、手足发凉和晕厥，甚至神志不清。有少部分心律失常病人可无症状，仅有心电图改变。如果有以上症状，应警惕自己患了心律失常，须及时到医院心血管专科就诊，以免延误病情。

三、戒烟酒与心律失常的预防

吸烟对健康的危害一般是在吸烟若干年以后才表现出来的。吸烟可以引起呼吸道疾病，如慢性支气管炎、肺气肿和肺癌等，容易被人理解，而吸烟会引起心血管疾病，则往往不被人重视。

烟草燃烧后，其烟雾中有 400 多种化学物质，引起心血管病的物质主要是尼古丁和一氧化碳。这些有害物质可经过呼吸道进入人体血流。尼古丁有兴奋交感神经的作用，使肾上腺素和去甲肾上腺素的分泌增加，使血压升高。尼古丁作用于动脉内膜使之发生脂肪性病变，增加血小板的聚集和粘附，还使血管内皮细胞屏障功能减低，血小板大量聚集，导致动脉血栓闭塞。尼古丁还使促进动脉粥样硬化发生的低密度脂蛋白增加，使防止动脉，发生粥样硬化的高密度脂蛋白减少。

另一种有害物质是一氧化碳，一氧化碳进入血流后，因其与血红蛋白的结合力比氧大250倍，而使碳氧血红蛋白增加，使血红蛋白运输氧的能力减低，令组织器官缺氧。吸入一氧化碳可使血脂增多，血管通透性增加，血管壁上脂质沉着增多，故易引起动脉粥样硬化。

酒精能够刺激脂肪酸从脂肪组织释放，使肝脏合成前β脂蛋白增加。前β脂蛋白和乳糜微粒在血中消除得慢，加重高脂血症，即使每日饮少量烈性酒，也可以促进肝脏胆固醇的合成，引起血中胆固醇及中性脂肪含量增高，从而引起动脉粥样硬化。

由此可见，吸烟、饮酒对心血管系统危害极大，可进而影响窦房结及其传导系统，引发心律失常。故戒烟、戒酒是预防心律失常的重要一环。

四、心律失常病人应注意的事项

心律失常患者睡前不宜喝刺激性饮料，如咖啡、茶、可乐等，尤其是快速性心律失常或曾经有过快速性心律失常的患者。睡前不宜看令人兴奋、激动的比赛或节目。睡前不宜进行谈话，不宜晚睡。

睡眠的卧位应采取右侧卧位，身体自然屈曲，这种姿势有利于血液的回流，减少心脏负担。若有心功能不全，有胸闷，呼吸困难，不能平卧者，应采取半卧位或30°角坡度卧位。卧具应温暖、柔软、舒适，不应感到过冷或过热。把急用的药品应放在离床较近的地方，以便伸手可以拿到。有严重心律失常或伴有心功能不全者，应准备一筒氧气备用。

【专家提示】

由于睡眠时迷走神经兴奋，心率减慢，对于严重窦性心动过缓、窦性停搏、窦房阻滞的病人，住院监测可以适时报警。而非住院病人则可能发生意外，对严重心率减慢的病人，应尽快用药物或住院安装起搏器来解决。

引起过敏反应的物质叫过敏原，如花粉、室内尘土、鱼、虾、牛奶、蛋类、青霉素、磺胺等。

老年痴呆症的预防与日常保健

一、什么是老年痴呆症

老年痴呆症是指老年期出现的已获得的智能在本质上出现持续的损害、智能缺失和社会适应能力降低，是一种隐袭发病、逐渐发病，以智能障碍为主的慢性进行性疾病。

老年痴呆症的主要表现是：在智能方面出现抽象思维能力丧失、推理判断与计划不足、注意力缺失；在人格方面出现兴趣与始动性丧失、情绪迟钝或难以抑制、社会行为不端、不拘小节；在记忆方面出现遗忘、不能学习、时间、地形、视觉与空间定向力差；在言语与认知功能方面出现说话不流利、综合能力缺失。

二、诱发老年痴呆症的因素有哪些

铝摄入过量 大脑中积蓄大量的铝，易损伤神经细胞而导致老年痴呆症的发生。

脑动脉硬化 由于动脉粥样硬化造成小动脉梗塞，使脑组织供血不足，导致脑组织萎缩，功能全面减退而发生老年痴呆症。

代谢失调 由于体内微量元素的代谢失调，使脂肪代谢紊乱加重，形成高脂血症，引起血管病变，使大脑供血不足形成脑萎缩，导致痴呆的发生。

大脑损伤 英国罗伯茨博士经研究后发现，头部损伤者在大脑里会有一种异常蛋白质的结块，这种结块与老年痴呆症患者大脑里积累的沉淀物相似。而这种淀粉状蛋白质在60岁以下健康者的大脑里通常是不存在的。

进食过饱 专家认为，进食过饱后，大脑中被称为“纤维芽细胞生长因子”的物质会明显增多，这种纤维芽细胞生长因子会使毛细血管内皮细胞和脂肪增多，促使动脉粥样硬化发生，而引起大脑早衰和智力减退，发生老年痴呆症。

病毒感染 专家研究发现，引起老年痴呆症的病原，是一种比普通病毒小100倍的慢性病毒。

常年吸烟 吸烟过量，脑组织会有不同程度的萎缩，易发生老年痴呆症。

三、预防老年痴呆症的十条建议

要摆脱老年痴呆症的发生，积极预防本病的发生显得尤为重要。老年痴呆症的预防要从中年健忘开始做起，健忘之初，是预防痴呆的最佳时期，应尽快地进行必要的药物干预。预防老年痴呆症的关键是保持血管及大脑功能，下面是预防老年痴呆症的十条建议：

（1）防治动脉硬化。动脉硬化是痴呆症的主要“敌人”，要调节膳食，少食盐，并开展适宜的体育锻炼，有助于防止动脉硬化。

（2）避免使用铝制品炊具及食用含铝的食物。铝盐进入人体，首先沉积在大脑内，可诱发老年痴呆症。

（3）戒烟戒酒。烟中的尼古丁、镉、铅等有毒物质和酒中的甲醛会使脑神经纤维发生颗粒空泡样变性。

（4）补充有益的矿物质及微量元素。缺乏必要的微量元素（如锌等），可致大脑供血不足，引起血管病变，导致痴呆的发生。

（5）频繁活动手指。除全身性活动外，尽量多活动手指。

（6）培养多种兴趣。如琴棋书画，可活跃脑细胞，防止大脑老化。

（7）广泛接触各方面人群，对维护脑力有益。

（8）学习外语。可增强大脑的思维活动，加快脑血液循环及脑细胞的新陈代谢。

（9）家庭和睦。保持心情愉快，能增强抗病能力。

（10）保持对事业的执著追求。调查表明整日无所事事的人患痴呆症的比例较高。

四、老年痴呆症的饮食调理

老年痴呆症目前尚无有效的治疗方法和预防措施，因此，加强家庭调护是减轻老年痴呆症给患者带来痛苦、给家庭及社会带来负担、提高患者生活质量的唯一途径。观察发现，有效的饮食调理可缓解老年性痴呆的症状。

（1）常吃臭豆腐。闻闻很臭，但吃起来很香的臭豆腐，对老年痴呆症的防治显示了积极的作用。缺乏维生素 B_{12} 可以加速大脑老化进程，而臭豆腐中合成了大量的维生素 B_{12}，据分析，每百克臭豆腐含维生素 B_{12} 约 10 毫克左右。

（2）咀嚼口香糖。科研人员观察发现，咀嚼能预防老年性记忆衰退。研究人员用核磁共振显像技术观察到人在咀嚼时脑内海马部的活动信号增强，于是他们认为常咀嚼口香糖是一种不增加进食量、又能刺激海马功能的好办法，对预防老年痴呆症有益。

（3）多吃鱼。健康的老人血液中鱼脂酸的成分远远高于痴呆的老人。这种叫做 DHA 的脂肪酸与 ω－3 脂肪酸属性相似，而后者具备防范心脏病的功效。健康的头脑和 DHA 成分含量高有关，患各种程度痴呆症的人，血液中 DHA 的含量平均比正常人少 30% ~40%。因此，多吃鱼，尤其是高油脂的鱼，如鲑鱼、鳟鱼和鱿鱼等，可有效地预防老年痴呆症。

（4）常食大豆。大豆含有丰富的异黄酮、皂甙、低聚糖等活性物质，大豆异黄酮对人类大脑中的“淀粉样蛋白”（痴呆症的主要病因）的产生有强力干扰作用。所以，常食大豆食品不仅可以摄取充分的植物蛋白，预防高脂血症、动脉硬化，还有抗癌及预防老年性痴呆等功效。

（5）服食卵磷脂。专家研究发现，人们可以从食物中摄取卵磷脂来预防老年性痴呆症。卵磷脂是神经元之间依靠化学物质传递信息的一种最主要的“神经递质”，可增加记忆、思维、分析能力，使人变的聪明睿智，并可延缓脑力衰退。在人们的食谱中，大豆及其制品，鱼脑，蛋黄，猪肝，芝麻，山药，蘑菇，花生等都是富含卵磷脂的食品，而且还是天然的，摄入人体后均可为大脑提供有益的营养，使神经细胞更多地制造和释放促进记忆力的乙酰胆碱，改善大脑供血，提高智力，延缓脑力衰退。

(6) 食不过饱。吃得过饱，全身的血液过多地集中在胃肠从事消化工作，大脑供血不足，会影响人的思维记忆，使学习和记忆能力下降，老年人则易患痴呆症。

(7) 补充叶酸。研究人员认为，老年痴呆症很可能系体内某些生化物质的代谢异常所致。由于叶酸与维生素 B_{12} 能降低体内高半胱氨酸含量，故补充叶酸及维生素 B_{12} 可能有助于防止老年痴呆症的发生。

【专家提示】

每天清晨及傍晚在空气清新的地方快步走一小时：快步走可以运动腰下部的紧张肌，提高摄氧量，有助于刺激脑细胞，防止脑细胞退化，对老年痴呆症的预防，有理想的效能。

专家提醒：冠心病患者睡眠前后的自我护理

患了冠心病，科学睡眠最重要。在睡眠前后，应做好自我护理。

注意睡前保健 晚餐应清淡，食量也不宜多，吃易消化的食物，并配些汤类，不要怕夜间多尿而不敢饮水，饮水量不足，可使夜间血液黏稠；睡前看电视也应控制好时间，不要看内容过于刺激的节目；按时就寝，养成上床前用温水烫脚的习惯，然后按摩双足心，解除疲乏。

注意睡眠体位 冠心病患者宜采用头高脚低右侧卧位，减少心绞痛的发生。冠心病人若病情严重，或出现心衰，则宜采用半卧位，以减轻呼吸困难，避免左侧卧或俯卧。

注意晨醒时刻 清晨是心绞痛、心肌梗死的多发时刻，而最危险的时刻是刚醒来的一刹那。因此，早晨醒来不要急于仓促穿衣，而是仰卧 5～10 分钟，进行心前区和头部的按摩，做深呼吸、打哈欠、伸懒腰、活动四肢，然后慢慢坐起，再缓缓下床，慢慢穿衣。起床后最好喝一杯开水，以稀释变稠的血液。

血沉是指红细胞在一定条件下在血浆中沉降的速度。通常以一小时内红细胞在血浆中下沉的毫米数表示。

小常识：趣味人体十二个为什么

生活中，我们经常会碰到一些习以为常却难以解释的现象，拿我们自己的身体来说，就充满了很多有趣却不被察觉的小秘密，例如：我们在喝热饮的时候，如果水温过高，嘴唇就会感到疼痛，这是身体利用痛感向大脑传递的一个信息——危险！滚烫的水可能烫伤口腔。但是为什么同样是吃东西，当热饮料换成一大碗冰激凌的时候，疼痛的部位就不再是嘴唇而变成头部呢？这种反应较之前者似乎更加让人迷惑。

1. 为什么冷的东西吃多了就会头痛

神经系统也许是人体内最为复杂的结构。当口腔上膛的神经受到冰激凌或者冷饮料的刺激，人就会感到头痛。虽然受到外界刺激的是口腔内的神经细胞，但人体的神经中枢在大脑，这就是我们会头痛的原因。科学家们称这类头痛为牵涉性疼痛，意为不在痛源处的疼痛。但为什么 A 处受到刺激，疼痛却出现在 B 处呢？没有人知道确切答案。对于这个看似平常的生理现象，科学家们仅仅知道，患有偏头痛的人似乎更容易在吃冷食和冷饮时发生头痛；减缓进食速度可以最大限度地降低冰冷对人体的刺激。一旦头痛发生，最快速的解决办法就是喝点儿温水。

2. 人为什么会长耳垢

很多人都认为耳垢是人体代谢的废物，然而这个看似肮脏的东西却是耳朵健康必不可少的屏障。

耳垢，俗称耳蚕，是外耳的腺体为了为保护内耳不受外界异物侵入、感染分泌而成的。黏性的物质可以粘住灰尘、脏东西和虫子，保证内耳的清洁。

不少人都有挖耳朵的习惯，而清洁耳垢也常被视为讲卫生的举动。然而医生们却说，“留着它别动。”因为耳朵有自我清洁的能力，耳垢会自己慢慢移动到外耳，变干，然后在人们洗脸、洗头的时候随着水流和洗发水自行脱落。因此，人们在清洁面部的时候只需要清洁外耳的边缘，且勿用棉签使劲挖耳朵，否则只会把污物推进耳管内，严重者还可能划破耳管，甚至刺穿耳鼓。

3. 人为什么会起鸡皮疙瘩

当人体感到兴奋时，皮肤毛囊周围的肌肉就会收缩，从而使毛发竖立起来，形成一层保护墙。

其实，所有的哺乳类动物在遇冷或遇险时都有毛发竖立的反应。所不同的是，人类的毛发很短，不足以达到保护身体不受侵害的实质作用。当裸露的皮肤受到汗毛的牵动纠结在一起，表面就会形成一个个小疙瘩，看起来就像去了毛的鸡皮。鸡皮疙瘩也就由此得名。其实人类起鸡皮疙瘩和猫科动物受到威胁时全身毛发竖立、尾巴变粗的原理是完全一样的。只不过人类发明了可以御寒的衣服、学会了制造武器，毛发的御寒和保护作用渐渐降低，这种反射活动也就逐渐退化，而变成了一种本能被一代一代的继承下来。

4. 为什么说多吃胡萝卜对眼睛有好处

和胡萝卜一样，所有富含维生素 A 的食物都有明目的功效。维生素 A 能够滋养视网膜的神经细胞，有助于保持健康视力。维生素 A 摄入量不足的人最容易罹患眼疾。1913 年，人们认识到之所以牛肝能明目，是因为动物肝脏中存在着一种有效成分，它能溶解在油脂中，这个“功臣”就是人类发现的第一种维生素，因此被命名为维生素 A。除胡萝卜以外，很多红色、黄色、橙色或绿叶蔬菜，包括甘薯、甘蓝、芒果和番木瓜果都富含维生素 A。鸡蛋和动物肝脏也是补足维生素 A 的好原料。

5. 为什么人的嘴唇会随着年龄增长而变薄

随着年龄的增长，人体分泌的胶原质就会越来越少。胶原质是一种支撑软组织的蛋白质，因此也被称为胶原蛋白。正是有了它的存在，我们的嘴唇才能显得丰盈润泽。然而胶原质也是非常脆弱的东西，内分泌的变化、紫外线、吸烟和不恰当的饮食都可能破坏胶原质的形成，使嘴唇变得干瘪、出现皱纹。虽然我们无法抗拒年龄增长带来的身体变化，但完全可以最大限度地保护我们的嘴唇少受外界因素的伤害。首先，改掉吸烟的坏

人处于紧张、焦虑、恐惧或受惊吓等应激状态时，交感神经的兴奋将抑制胰岛素的分泌、释放，最终导致糖尿病。

习惯，因为烟草中的尼古丁是非常危险的胶原蛋白杀手；其次，注意日常的保护，随身携带具有防晒功能的润唇膏；再次，合理搭配饮食，如果为了减肥，食用脂肪过少，也会影响嘴唇的光泽与弹性。

6. 为什么青少年喜欢睡懒觉

这种说法多少有点冤枉人。其实他们并不是懒惰，而是身不由己。处于成长期的青少年睡眠周期受到一种被称为褪黑激素的荷尔蒙控制，每天晚上松果腺就会分泌这种激素，提示大脑人体需要尽快进入休息状态，清晨褪黑激素浓度下降，提示人体从睡梦中醒来。对于10～14岁的青少年，褪黑激素的分泌时间大约在晚上9～10点，这种变化往往会导致孩子们在晚上11点之前难以入睡。然而十几岁的孩子仍然需要9个钟头以上的睡眠时间来满足长身体的需要，褪黑激素浓度要持续到次日清晨7～8点左右才会下降，正是这种荷尔蒙的变化才造成了家长们常常抱怨的“晚上不睡，早上不起”。

7. 人为什么会打嗝

在人体的胸腔与腹腔之间，有一层横膈，也就是由肌肉组成的膈肌。它不但起到分隔胸腔与腹腔的作用，还具有辅助呼吸的功能。饮食过量、饮酒、情绪兴奋和压力都可能过度刺激横膈膜上的膈神经，引发横膈膜不自觉的抽搐。当这块膈肌产生不正常的强烈收缩时，空气会突然被吸进气管，因为同时伴有声带的关闭，所以会发出一种呃声。正常的打嗝在几分钟以后即可自动平复，但有时候也可能持续更长时间。我们可以轻轻按摩上腹部，喝上一口温热茶水，用手捂一会儿鼻子和嘴，做做深呼吸，打嗝一般很快就会停止。个别顽固持久的打嗝，恐怕是由于疾病引起的，例如脑部疾病、腹腔内有感染等，则应请医生进一步检查与治疗。

8. 为什么很多女性都容易手脚冰凉

研究发现，女性神经系统中控制手足部位血液循环的神经细胞比男性更加敏感。因此，当周围环境温度下降，女性手足的血管便会在神经细胞的指令下迅速收缩，血液流速减慢，手足的温度也就随之下降。另外，女性的血压通常低于男性。当女性感到寒冷或者处于压力之下，其血压降低，血液会随即改变流向，向心脏集中，远离手足。部分专家认为女性体内的血液循环之所以较之男性更集中于心脏和子宫等位于人体中心的器官，可能是百万年来女性为繁衍后代而形成的自我保护反应。因此，女性就比男性更容易手足冰冷。为改善手足血液循环，平时应注意加强运动，同时多吃芝麻、菠菜、花生、豆腐、新鲜鱼类、大蒜、青葱、辣椒、咖喱和牛羊肉等有利于促进血液循环的食物。

9. 为什么有时候关节会发出响声

有些人在做膝关节屈伸、肩关节外甩或握拳等动作时，部分关节会发出“咯叭、咯叭”的响声，一般说来，运动时关节发响存在两种可能，一种是由于关节本身或周围组织有病变而发出声响，绝大多数伴有疼痛感觉，需要就医治疗。另一种是关节正常活动而发出声响，没有疼痛的感觉。当我们活动关节，比如手腕和膝盖的时候，关节囊会扩张同时产生气泡，关节腔内负压增加，关节液急剧地振动，随即便发出声响。关节囊就像一个气垫一样存在于关节的两块骨骼之间，同时还起到润滑作用。正常活动中出现的响声对关节囊并无损害，也没有任何好处。因此，假如有人告诉您拉动手指关节可以预防关节炎，那只是心理作用而已。

10. 为什么有些人的牙齿比别人白

牙齿的洁白度其实和眼睛、头发的颜色一样都受到遗传基因的影响。有些人的牙釉非常洁白，有些人的牙齿颜色却天生偏黄。牙齿就好比大树的年轮，清晰记录着每个人的健康史。小时候服用过四环素或者阿莫西林之类抗菌药的人，由于钙化过程受到影响，牙齿颜色就会变黄。简单地说，假如某种食物的汁液会浸染桌布，无法洗净，那么它同样会浸染我们的牙齿。咖啡、茶、可乐和红酒都对洁白牙齿都是威胁。虽然经常刷牙有利于减少食物对牙齿白度的影响，但有时候我们必须借助洁齿产品才能达到理想的洁齿效果。

11. 为什么人们在冬天更容易生病

对于这个问题，虽然科学家们提出了种种假设，但迄今为止却没有人能够给出完整答案，比较主流的观点是细菌滋生理论。

早期高血压多无症状，冷暖交替季节要当心，谨防发生脑出血和脑梗死。

首先，冬季，人们在室内停留的时间比较长，而为了保暖，开窗换气的时间又比较少，空气流通不够，如此就为各种细菌的滋生提供了条件。其次，无论是室内、室外，冬季的空气都不够湿润，鼻腔干燥也会给细菌留下更多可乘之机。再次，冬季室内、室外温差大，人体需要更多能量来适应温差的变化，因此也更容易被细菌侵扰。另外，专家们特别指出，寒冷环境本身并不会导致疾病，也不会导致免疫力下降，只是抵抗力差的人较平时更容易受到细菌感染罢了。

12. 为什么打哈欠会“传染”

没有人知道确切原因，但最近的一篇文章提出了一种有趣的观点。一般来说，几乎所有的动物包括鱼类、鸟类和哺乳类动物在缺氧、疲倦或饥饿时都会打呵欠，但是只有人类和大猩猩这样的高级灵长类动物之间才会相互传染。这是因为只有他们能够了解同伴的想法，在“移情作用”的影响下把同伴打呵欠的行为投射到自己身上，从而产生“连锁反应”，跟着别人重复同样的动作。这就好比看到同伴被钉子扎了脚，自己也跟着喊疼是一个道理。更有趣的是，打哈欠不仅仅会通过视觉传染，当人们听到打哈欠的声音，看到打哈欠的字眼，甚至想到打哈欠情景的时候都可能不自觉地跟着打起哈欠来。打哈欠传染也有可能是人类模仿别人感受的初级形式。

第五章

HEALTHY CONSULTANT

两性生活：走出误区，享受『性福』生活

男性性功能自评

根据您最近6个月内性生活情况，选择适合的选项。

评分标准 题目	0分	1分	2分	3分	4分	5分
对获得勃起和维持勃起的自信程度如何？		很低	低	中等	高	很高
受到性刺激而有阴茎勃起时，有多少次能够插入？	无性活动	几乎没有或完全没有	少数几次（远少于一半）	有时（约一半）	大多数（远多于一半）	几乎总是或总是
性交时，阴茎插入后，有多少次能够维持勃起状态？	没有尝试性交	几乎没有或完全没有	少数几次（远少于一半）	有时（约一半）	大多数（远多于一半）	几乎总是或总是
性交时，维持阴茎勃起直至完成，有多大困难？	没有尝试性交	困难极大	困难很大	困难	有点困难	不困难
性交时，有多少次感到满足？	没有尝试性交	几乎没有或完全没有	少数几次（远少于一半）	有时（约一半）	大多数（远多于一半）	几乎总是或总是

【评定标准】

若总分小于21分，建议您找医生做进一步检查，以确认是否患ED（男性勃起功能障碍）。ED可能是以下疾病的征兆：心血管病、糖尿病、高脂血症、抑郁症等。请您找医生进一步检查以排除患其他疾病的可能。

•中老年男性验血时需多查一项•

现在许多男士到医院验血时，多数只是化验肝功能、血糖和血脂等。但如果您是40岁以上的男士，就应当适时地增加一项化验。这新增加的一项就是化验“PSA”，它可以及早地发现前列腺癌的苗头。

“PSA”是一种特异的和灵敏的前列腺疾病（包括炎症、增生和癌症）标志物，它为前列腺癌的早期诊断、病理分析和疗效观察提供了新的指标。由于40岁以上的男士比较容易患前列腺疾病，而前列腺疾病（如增生和癌症）一旦严重起来，就有可能影响到人的肾功能和身体健康，绝不可小视。因此，每年的体检是保证身体健康不可缺少的，而在验血时勿忘化验“PSA”。

“PSA”超过4时，应及时到泌尿外科进一步检查。

女性性功能自测

请选择您认为正确的答案。

（1）对性没有兴趣，总是丈夫主动要求。

A. 是　　　　B. 否

（2）持续性地对性生活产生心理上的憎恶感。

保护性功能方法之一：要有自信心，坚信自己的能力。

A. 是　　　　B. 否

（3）在性接触时总是不会产生正常的性兴奋反应，阴道总是干涩的，从未肿胀或湿润过。

A. 是　　　　B. 否

（4）从来没有获得强烈的性快感和性满足。

A. 是　　　　B. 否

（5）性交时感到疼痛。

A. 是　　　　B. 否

（6）性交时阴道发生痉挛。

A. 是　　　　B. 否

测试结果：

选 A 者得 1 分，选 B 者得 0 分。

4～6 分：您肯定具有性功能障碍，应尽快调节自己的心理，到医生处咨询。

2～3 分：您可能有性功能障碍，应调节自己的心理。

0～1 分：您的性功能正常，可以安心享受性生活带来的乐趣。

女性性功能障碍通常表现为性欲产生障碍、性兴奋障碍和性交困难等。具体来说主要包括性欲低下、性厌恶、性唤起障碍、性高潮障碍、性交痛和阴道痉挛等。

据统计，女性性机能障碍的发生率在 35%～60% 之间，其中以性欲低下和性高潮机能减退最为普遍。

临床表明，多数性功能障碍主要是由精神心理因素引起的。因此，治疗方法主要是解除精神压力、消除心理障碍。

（1）应转变思想观念，解除顾虑，消除心理障碍，应认识到性是人的正常需求，是夫妻生活不可缺少的，没有必要害羞或不好意思。

（2）积极学习性和谐的技术，提高性生活质量。通过性快感的体验增强对性生活的兴趣。

（3）创造一个安全舒适的做爱环境，避免干扰。

（4）改善夫妻关系，夫妻关系融洽是有高质量性生活的重要保证。

（5）改善身体的机能状态，加强营养和锻炼，保持旺盛的体力。

（6）如果是由某种疾病引起的，应该积极治疗，消除引起女性性功能障碍的根源。

不同年龄男女的性要求特点

男女两性对性生活的要求与反应有着年龄特点。了解这些特点，彼此相互体谅，也是性生活和谐的一个因素。下面从年龄上看看两性的差距。

（1）20～30岁：男性处于性巅峰时期，兴奋快，性感强，高潮后容易重新兴奋。女性则处于害羞、矜持的心理状态，感情上放不开。男性性欲强于女性。

（2）31～40岁：男性性功能处于平稳，性心理更加成熟，控制性的能力增强了，能更好满足女性的性要求。女性开始冲破心理障碍，更加了解自己的身体，知道如何取得满足以达到高潮。

（3）41～50岁：男性性欲降低。精力有限，性兴奋缓慢，需要更多的刺激才能达到高峰。但经验更丰富，能更体贴、更温存地满足女方的性要求。女性性欲增高，性需要也达到顶峰。心理压抑感和障碍一扫而光，不再故作矜持。进入更年期后，阴道干涩，需要使用润滑剂。这十年是性生活的不协调阶段。中年以后，女性性欲可超过男性。少夫老妻在西方可达1/8～1/5。

（4）51～60岁：双方性要求又趋向协调。女性要求已开始减少。

（5）61～70岁：双方性功能均趋于退化，但一些恩爱夫妻的性生活仍能持续。有调查表明，60%以上的伴侣仍坚持有规律的房事。老年妇女仍有性欲，过分抑制将对健康不利。顺其自然保持性生活，可使她们更加心情舒畅地度过晚年。

（6）71岁以上：有报告表明1/10的夫妻仍过着规律的性生活。

总之，能保持美满的性生活，无疑会对夫妻的健康有很大好处。国外调查表明，分居或离婚的妇女比婚姻美满的妇女更易传染疾病，是因为她们的免疫力较低，她们的前夫健康状况也往往不佳。调查还表明，有些仍保持婚姻关系、但关系恶劣者的免疫力往往比分居或离婚者更差。可见，美满的婚姻、融洽的性生活对健康是很重要的。

如何保持中年夫妻的性生活和谐

当您看到朝夕相处的爱人容颜老去，是不是感到太过熟悉的面孔让彼此的激情都已经随着时光悄然而逝？一名迈入中年的女性是这样形容她和丈夫的婚姻："我们之间的性生活就像在爬楼梯，走一段拐弯；然后再走一段，同样的距离，一拐弯，就会发现，唉，还是那样。"

性激素的减少、心理状态的改变都在一定程度上影响了中年夫妻间的性生活质量。但是，这些都不是你们彼此"审美疲劳"的真正原因。事实证明，中年人仍有较强的性需求，激情的性生活不仅能成为中年平淡生活的调味剂，还能有效防止性器官和性腺的萎缩退化。

其实，中年人应该针对身体变化尝试一些新的办法，使性生活变得更为舒适一些。

了解身体变化，调整爱情同步

医学证明，人的身体会随着年龄发生一定的变化，如性激素中影响男人性欲的睾丸激素在 20 岁前后达到顶峰，此后逐渐减少。一般说来，20 岁左右的男子只需 2～5 分钟即能达到高潮，而同年龄段的女子却常常要 20 分钟左右。40～50 岁的中年夫妇由于各自身体的变化，两者对性爱的感受度逐渐趋于一致。这样的生理变化会让双方更加和谐地同步享受完整的过程，因此，多数妻子的感受也会更加热烈。

用爱抚燃烧内心的感受

摒弃外界的一切干扰，专注于两个人之间的快乐。作为丈夫，不要吝啬您的爱抚。更年期之后，女性分泌的润滑液会减少，让妻子体会到爱抚的幸福感觉，会让您们的生活更加完美。

被动主动心态轮换

年轻时的夫妻生活常常是丈夫主导。抛弃一下旧的观念，让妻子主导一次您们的性生活，您会发现原来这样的服从让感受大有不同。

真诚交流，共同探索未知的世界

中年时期的你们有了累积的性爱经验，也拥有着彼此温馨的回忆。打开心扉，真诚地交流在性生活中彼此的困惑和期盼。改变一下性生活的时间、地点，体验一下打破常规的刺激和兴奋的感觉。尝试一下更多的技巧，改变从前的枯燥乏味吧！

重质轻量，让生活意味深长

不要计较性生活的频率，要将性生活的焦点转移到性过程的体验上，包括抚摸、拥抱、亲吻等体肤刺激上，便能保持不亚于年轻时的性快感和满足感。更不必为一次的失败而产生心理的阴影。

【专家提示】

性爱是需要两个人共同体验的，中年夫妻双方应该为情感交流和心理、生理沟通创造时间和机会。

和合之道，老人长寿良方

“夕阳无限好，只是近黄昏。”面对已逝的年华，不少老年人都常常发出这样的感慨。岁月流逝，时光荏苒，无论老人的精力还是体力，都大不如前。受传统思想的束缚，长期以来，不少老人都谈性色变。加之很多人受老人过夫妻生活是“老不正经”的错误观念影响，让很多老人放弃了享受“性福”的美好愿望。事实上，老人们的生活更需要我们的理解和关怀，他们也有享受“性福”的权利，这也是他们正常的生理和心理需求。

禁欲影响健康

有些人错误地认为，禁欲保精可以延年益寿，于是有人过了60岁就停止性生活，而相关专家表示，长期禁欲，压抑人的性功能，有可能引起精神上的烦恼和身体的极大不适，甚至导致身心疾病。因此，禁欲不但不利于健康，而且也不利于长寿。

国外的调查统计显示，禁欲的人，其衰老与死亡率比有正常夫妻生活者高30%以上。来自俄罗斯和日本的调查资料表明：一些长寿者，他们的配偶大多数都健在。而丧偶者则短命者多。因此，健康、长寿并不属于那些禁欲者。

我国人口普查数据显示：在2300多位百岁老寿星中，寿星鸳鸯就占800多对。而且，这些寿星仍旧保持适度的夫妻生活。由此可见，老年人其实更需要“性福”的滋润，和谐美满的夫妻生活无疑是老年人健康长寿的一剂良方。

祖国医学对禁欲不利于身心健康，早有论述。古代的养生书《三元延寿参赞书．欲不可绝篇》说：“黄帝曰：一阴一阳之谓道，偏阴偏阳之谓疾。又曰：两者不知，若春无秋，若冬无夏，因而和之，是谓圣度。圣人不绝和合之道，但贵于闭密以守天真也。”意思是说，阴阳的对立统一是自然界的普遍规律，在一般情况下，阴阳是平衡的，人体也必须维持平衡，才能保证健康。如果出现阴阳偏盛偏衰，就会生病。适度的性生活，正是调和阴阳的手段。人的肾精受到后天水谷的营养而不断发生。当肾精充足上济心火时，则会“欲火中烧”而产生性要求。因此，夫妻生活既不可缺少，也不能过频，若能适当，则有益于健康。

老人更该享受“性福”

有关性学专家经过多年调查研究证实，除去某些特殊疾病外，老人都可以将某种方式的性生活保持到70～90岁，而60岁以上男子有性欲者高达90.4%，其中超过半数的人有强烈的性要求。这些数据充分说明，老人享受“性福”生活是正常的心理和生理需要。

【专家提示】

科学研究证明，老年人如果保持有规律的性生活，不仅有利于老人的身心健康，使家庭更和睦、稳定、幸福，而且，还可达到延年益寿的养生功效。

走出压力负荷的阴影，尽享“性福”生活

“做人难，做男人更难，做个好男人难上加难!”虽然是一句很普通的广告词，但是却真实反映了中年男人处于事业家庭双重压力之下的心声。因为家庭，要拼命工作，因为工作的繁忙，又惹来了一身的疾病，因此在夫妻生活中难免会出现不愉快的经历。这种尴尬的记忆有时会令男性恐惧性生活，更有可能成为性冷淡的导火索。“谁说男人不需要关爱?”关爱他就应当和他一起度过这段阴影时期，帮助他分析原因并积极寻找解决办法。

产生压力原因之一——对自己信心不足

通过临床咨询案例可以发现，很多男性都普遍认为，一定要充分显示自己的强壮才能给妻子带来幸福。因此，潜意识中常常会担心对方在性生活中会感到欲求不满。这种潜意识往往会在性生活的过程中显现，结果导致勃起障碍的出现。

【解决方案】

如果正在进行的性生活中出现这种状况，妻子不要表现出非常着急的神情。应当缓和一下气氛，让双方都休息一下，给他一个喘息的机会。也可以尝试用其他的方法表现亲密关系，让他知道您真的很满足于您们的关系，帮助他重建自信。

产生压力原因之二——疾病困扰身体

随着年龄的增长，中年男性体内的性激素水平开始下降，性冲动有所减少。特别是此刻的身体容易受到前列腺炎、ED以及早泄的影响，会让

中年男性的性生活出现问题，甚至会影响到夫妻之间的感情。

【解决方案】

及时去医院进行检查，积极治疗身体原发疾病。不要为了面子而耽误了病情，很多疾病的发生原因都是生理与心理因素并存的。去医院进行性功能检查，医生不仅可以指导正确用药和预防保健，还可以帮助患者解除心理困扰，调整心态，走出阴影。

• 夫妻同治事半功倍 •

在实际生活中，男性受到工作、生活等压力影响，出现内分泌失调的状况相当普遍。男性的一些不良生活习惯，如吸烟、喝酒等，也容易导致他们性健康出现问题。另外，男性身体素质的下降会导致许多疾病，如前列腺增生、性功能障碍、精液质量下降、不育症等的发病率上升，因此，要想男性性健康保持良好的状态，妻子也要负起这个责任来，夫妻两人在生活方式、日常习惯方面都要注意。

过去，很少有男女双方为了这些问题一起上医院的，专家同时为男女双方对症下药的就更少见了。而实际上，在性传播疾病、早泄、前列腺疾病、不育等防治过程中，男性非常需要妻子的支持和配合。只要人们越来越重视这个问题，了解夫妻同治事半功倍的效果，男人的健康会有更大的提高。

药膳良方调理性功能

一、早泄药膳方

1. 黄芪杞子炖乳鸽

黄芪30克，枸杞子30克，乳鸽1只。先将乳鸽去毛及内脏，与黄芪、枸杞子同放炖盅内，加水适量，隔水炖熟。饮汤吃肉，一般3天炖一次，3~5天为一疗程。一疗程即可见效。补心益脾，固摄精气，适用于早泄、阳痿、体倦乏力、盗汗、心悸。

2. 杞子南枣煲鸡蛋

枸杞子15~30克，大枣6~8个，鸡蛋两个。先将鸡蛋煮熟去壳，然后与枸杞子、大枣同煮。吃蛋饮汤，每日或隔日1次，一般3次即可见效。补心脾，摄精气。适用于遗精、早泄、头晕眼花、精神恍惚、心悸、健忘、失眠。

3. 熘炒黄花猪腰

猪腰500克，黄花菜50克，姜、葱、蒜、素油、食盐、糖、芡粉各适量。将猪腰切开，剔去筋膜臊腺，洗净，切成腰花块；黄花菜水泡发切段；炒锅中置素油烧热，先放入葱、姜、蒜等作料煸炒，再爆炒猪腰，至其变色熟透时，加黄花菜、食盐、糖煸炒，再入芡粉，汤汁明透起锅。顿食或分顿食用。补肾益脾，固涩精液。适用于肾虚腰痛、耳鸣、早泄、阳痿、产妇乳少。

4. 山药茯苓包子

山药粉100克，茯苓粉100克，面粉200克，白糖300克，猪油、青丝、红丝适量。将山药粉、茯苓粉置大碗中，加冷水适量浸成糊状，移火上蒸30分钟，取出调面粉和好，发酵调碱制成软面，再以白糖、猪油、青红丝（或果脯）作馅，包成包子，蒸熟。每日一餐，当早点吃。适用于食少纳呆、消渴、遗尿、遗精、早泄。

保护性功能方法之五：性格开朗。精神抑郁也会导致性冷淡。

二、阳痿药膳方

1. 麻雀粥

麻雀5~10个，粳米100克，葱白3茎，白酒少许。先将麻雀去毛，剖去内脏，洗净后炒熟；然后放入白酒少量，稍煮，再加水，入粳米煮粥；待粥熟时，加葱白，再煮1~2沸即可。作冬三月早晚餐或点心，温热服。壮阳、暖肾、益精。适用于阳虚羸弱、性功能低下、阳痿、肾虚多尿、腰酸怕冷等症。

2. 灵脾地黄酒

淫羊藿（仙灵脾）62克，熟地38克，醇酒1250毫升。将上药共碎细，纱布包贮，用酒浸于净器中，密封，勿通气，春夏3日，秋冬5日后便可开取饮用。每日随量温饮之，常令有酒力相续，但不得大醉。补肾助阳。适用于肾虚阳痿、宫寒不孕、腰膝无力、筋骨酸痛等症。

3. 鹿茸山药酒

鹿茸15克，山药60克，白酒1000毫升。将鹿茸、山药与白酒共置入容器中，密封浸泡7天以上便可服用。每日3次，每次饮服15~20毫升。补肾壮阳。适用于性欲减退、阳痿、遗精、早泄；肾阳虚弱的遗尿、久泻、再生障碍性贫血及其他贫血症。

4. 双凤壮阳粥

麻雀5只，子公鸡1只，补骨脂、巴戟天、淫羊藿各15克，粳米250克，盐、姜适量。将麻雀、公鸡宰杀，脱毛去内脏，取肉待用；诸药布包入砂锅加水，煎汤去渣，将肉、药汁、姜、盐、粳米同煮成粥。每日1~2次，温热服。补肾壮阳，强筋健骨。适用于肾阳虚亏、筋骨失健、性功能低下、阳痿、早泄、腰膝冷痛、形寒畏冷、风湿痹痛等症。

5. 胡萝卜饮茶

胡萝卜150克，苹果200克，牛乳100毫升，鸡蛋黄1个，人参酒30毫升，蜂蜜适量。将固体原料切碎后，与液体原料一同放入果汁机制汁，并可酌加冷开水即成。每日代茶饮用。适用于性功能低下、阳痿。

三、性冷淡药膳方

1. 枸杞黄精炖白鸽

枸杞子50克，黄精50克，白鸽1只，细盐、料酒、味精各适量。将白鸽活杀，脱毛去内脏，洗净，与枸杞子、黄精共置砂锅中，旺火煮开，撇去浮沫，改文火煨60分钟；加料酒、精盐、味精，再煮片刻，起锅，趁热吃鸽肉、喝汤。功效：补肝肾，益精务。适用于性冷淡等肝肾不足症状者。

2. 火腿烧鸽蛋

鸽蛋10个，火腿50克，鸡汤60毫升，味精、料酒、香菜、葱丝、生姜末、水淀粉各适量。将鸽蛋煮熟，去壳，涂上少许酱油，把鸽蛋放热油锅中煎炸，炸至金黄色时捞出；将火腿切成长条状，稍煮。铁锅烧热，加菜油，烧至八成熟时，加鸽蛋、火腿、料酒、葱丝、生姜末适量，略炒；加鸡汤，将汤烧至20毫升左右时，用水淀粉勾芡，加味精，放香菜，起锅。功效：鸽蛋含蛋白质、多种维生素、脂肪，其味甘，性平，有补肾益气之功效。现代医学认为，鸽蛋有帮助产妇清除子宫内淤血、促进子宫复原、提高性功能作用。尤其对产妇满月后的夫妻性生活有益。

3. 清蒸枸杞鸽

枸杞子60克，白鸽1只，料酒10毫升。用清水洗净枸杞子，滤干；宰杀活白鸽，去毛、血、内脏，洗净；将枸杞子装入鸽子腹腔内，淋上料酒，加少量清水，用干净棉线将鸽子全身扎牢。将全鸽放瓷盆内（鸽腹朝上），不加盖，让水蒸气进入，用旺火隔水蒸100分钟，离火。服法：喝汤，吃肉，嚼枸杞子，一天内吃完。功效：护肤、美肤，改善性功能，提高性欲。有性冷淡或性欲较弱的女性，最宜食用此道药膳。

4. 黄芪烧活鱼

生黄芪30克，党参20克，活雌鲤鱼1条（约700克），水发香菇20克，精盐、料酒、酱油、红糖、葱、蒜、水淀粉、味精各适量。洗净黄芪、党参；洗净鲤鱼，去鳞、鳃、内脏，保留鱼子，在鲤鱼身上斜刀切成十字花刀。将豆油（或花生油、菜油）烧至六成热，下鲤鱼，煎至金黄色，捞出。将猪油、红糖、半熟鲤鱼、生黄芪、党参置砂锅内，文火煨；鱼熟时将党参、黄芪捞出，加香菇，再煮10分钟。加味精、姜末，水淀粉勾芡，即成。功效：补中益气，健脾和胃，养血护颜，提高性欲。

专家提醒：莫入性问题的防治误区

一、肾亏

误区一　阳痿就是肾虚，需要补肾

阳痿的发病原因多种多样，肾虚只是其中之一，恐惧等其他原因也能造成阳痿的症状。因此，不能说出现阳痿就一定是肾虚了。

误区二　只有男人才肾虚，而且几乎所有男人都会肾虚

实际上，无论男人还是女人，各个阶段都有可能出现肾虚。对于大多数人而言，只要劳逸结合，注意营养，加强体育锻炼，多数情况下是可以避免肾虚发生的。

误区三　肾炎就是肾虚

中医认为，引起肾炎的原因有许多，如风邪外袭，肺气不宣，水道不调，风遏水阻而引发水肿；或水湿内阻，脾不健动，水湿不得下行，泛于肌肤而成水肿；也可因劳倦太过、脾气亏虚、水失健运而导致水肿。病久伤及肾，才出现肾虚。因此，患了肾炎并不等于肾虚，不必乱找补肾药。

二、阳痿

医学上认为，阳痿是一种阴茎勃起障碍，通常是指在有性刺激和性欲情况下，阴茎不能勃起或勃起不坚，勃起时间短促，很快软缩，以致不能进行与完成性生活。

很多人在日常生活中一旦出现性交失败或者早泄等状况，就自我判定为阳痿。这样不仅给自己带来很大的精神压力，还影响了正常的家庭生活。其实这是很不正确的。

日常生活中，人们一般会陷入这样的误区：

误区一　以平时阴茎勃起反应不明显认定是阳痿

男子的阴茎勃起分两种情况：一种是反应性勃起，不需要任何性刺激，通过神经反射自发地勃起，例如夜间睡眠后的勃起即是如此；另一种是精神性勃起，需要某种性刺激诱发，包括不露声色的来自脑海里有关的性幻想。所以，一切色情刺激都可诱发精神性勃起。这种发生于平时的精神性勃起规律很复杂，会随一个人的体质、思想、情绪等有所变化，有时好些，有时差些，因此，这不能作为判断阳痿的指标。

误区二　年龄大了就一定会阳痿

勃起困难是唯一与年龄有关的性功能障碍，但年龄大了不一定必然出现阳痿。根据临床调研发现：70% 的男人在 60 岁时仍有规律地进行性生活，甚至在 78 岁年龄组内还有 25% 的人仍保持性生活。由此可见，并非年龄大就一定会患阳痿。

误区三　性交对象改变后发生勃起不济即是阳痿

有的人与自己妻子性生活一切正常，勃起功能良好，但在婚外恋中性交却一蹶不振；相反，有的人也许出于没有新鲜感，与自己妻子房事发生勃起不佳，但与外遇却十分出色。这些都是性交对象改变后出现的情况。乍一看，在与某个对象房事发生勃起不良，的确是一种阳痿，医学上也有所谓“外遇性阳痿”、“婚内性阳痿”的讲法。但从真正意义上讲，有这种“选择性”阳痿的人就不是一个真正的阳痿患者。从一个侧面看，他发生了阳痿；从另一个侧面看，他的性功能不错。由此可见，这也不是判定阳痿的依据。

三、早泄

误区一　早泄 = 阳痿

许多人都把阳痿与早泄相提并论，实际上是错误的。阳痿主要是出现勃起问题，而早泄是射精过快或叫早发性射精。有的人在阴茎插入阴道不

保护性功能方法之七：每天适量服用维生素E胶丸，可延缓身体衰老与性衰老。

到一分钟就射精，有的则是阴茎未插入阴道就射精了。这与患者的兴奋性过高、射精阈值较低有关，也就是过于敏感，大脑皮层对射精中枢调控出现障碍。

误区二　性生活短就是早泄

有不少人因为偶然一次的射精过早就给自己扣上了早泄的帽子，其实是杞人忧天。研究表明，如果夫妻长时间没有性交，第一次性交会比较快一点，阴茎比较敏感，有点性饥渴，出现早泄的现象，这是正常的。

误区三　早泄应该尽早进行性行为疗法

临床上治疗早泄时，患者容易急于求成，匆促开始性行为治疗。殊不知，如果太急，身体还没有调节好，往往很难达到预期效果。正确的做法是先在医生的指导下，用药调整好身体状况，同时，通过锻炼提高身体素质，然后才能开始性行为疗法。

四、性冷淡

一提到“性冷淡”，很多人首先想到的是女性性冷淡，认为这是女性常见性功能障碍。事实上，性冷淡并非女性的专利，男性也有性冷淡发生。

有研究发现，在性生活不和谐的夫妻中，产生性冷淡的一方往往是丈夫。纯粹意义上的性交对很多中年已婚男人并无多大吸引力。

不良的生活及性爱方式，使得性生活缺乏新鲜感。夫妻间缺乏沟通和彼此的信任，男性会因不能满足妻子而感到抑郁和焦虑，长此以往，导致性欲低下，也会诱发性冷淡。也有部分人群是因为早泄、阳痿等原因，产生自尊心的挫败感，有意识回避性生活，从而导致性冷淡。

小常识：一次性爱男人消耗多少精力

现在一打开电视，一翻开报纸，就会看到铺天盖地的“补肾”广告，甚至有人怀疑这一广告的出现是不是说明现在的男性大部分都有肾亏，那么，对男人来说，一次性爱究竟能消耗多少精力，而让他们狂补不止呢？

在远古时期，人类对自身的躯体不甚了解。他们往往根据一些简单的现象来推测复杂的事物的真相。比如，毛发、牙齿的脱落和丧失意味着衰老和死亡，这是一个显而易见的事实。由此他们猜测，身体里的任何东西的流失，必然造成对健康的损害，尤其是男人的精液，那一团白色的稠状物质，有着孕育子孙后代的神秘功能，它的流失，自然会被认为有着更加神秘的对生命的伤害性了。

健康男性一次射精约射出 5 毫升左右的精液。现代医学对精液的分析发现，这几毫升的精液中，大约存活着两亿个左右的精子。生化分析的结果是，精液的 98% 是水分，其余约 2% 是蛋白质和核糖核酸，还有极少的微量元素，如锌。这些数字一出来，我们就会发现，男子在一次性生活中所丧失的东西实在是太微不足道了。打个比方说，射一次精和吐一口口水所失去的营养几乎相等。从未听说吐了一口口水会引起“肾亏”或需要“进补”的。

有人从另一个角度来谈性生活对男性的害处，就是性生活会消耗体力。在这个提倡“生命在于运动”的年代，这种说法尤其显得荒谬可笑。同样有遇事好较真的人做过实验，发现一次热情奔放的性生活与中速骑自行车一公里（大约公共汽车的两站路距离）所消耗的热量差不多。在这个星球之上，估计每天有数以千万计的男人坐在自行车的两个轮子上“消耗体力”，相信这并没有使他们的健康受到任何损害，事实上可能反而增加了他们身体的和精神的活力。

见过很多看过中医的男人，他们个个都被戴了一顶“肾亏”的帽子；也见过不少因“肾亏”而“补肾”的人，但从未听见过谁说把“肾”补得不“亏”了。对那些相信朴素唯物主义的男人来说，补肾大概是一项终生的事业。生命不息，就要“补肾”不止。这实在是套在中国男人精神上的一副无形的枷锁，这比有形的枷锁能更有效地限制心灵和躯体的自由。

SMALL TIPS

性焦虑

性焦虑是对性行为产生忧虑和不安的情绪状态，同时还伴有心慌、出汗等植物神经症状和肌肉紧张、运动性不安。性焦虑患者在性交时（甚至只要想到性交），会出现身不由己的紧张和焦虑，有时只要与异性接吻、拥抱或被抚摸时也会触发焦虑。此时出现的心跳加快、出汗等现象与性行为本身产生的生理反应不同，因为它带有明显的不快与无奈。

一般认为，性焦虑的产生多与性知识的缺乏有关。儿童时期过分严厉的禁欲主义教育、婚前对性知识一无所知、新婚时担心处女膜是否完整、害怕意外妊娠等都是引起性焦虑的重要原因。另外一些情景性因素也能导致性焦虑，如性活动不合法，或者性交场所不安全、不隐蔽等。性焦虑也可以是其他性功能障碍或性心理障碍的一部分。如初次性交不成功而阳痿、早泄的男性或者性交疼痛、阴道痉挛的女性，面临再次性交时都可能出现性焦虑。

大多数情况下，性焦虑患者均具有正常的性兴奋和性高潮反应，并且也有性的欲望。只是由于莫名其妙的焦虑反应使他们不能满意地完成正常的性交，或者是为了避免焦虑而减少性交活动。

防治性焦虑，必要的性知识教育非常重要，更重要的是让患者从内心感到性生活是一种乐趣，而不是一种操作负担；性生活是一种自然功能，每个人都可以自然地进行而不必有太多的焦虑。

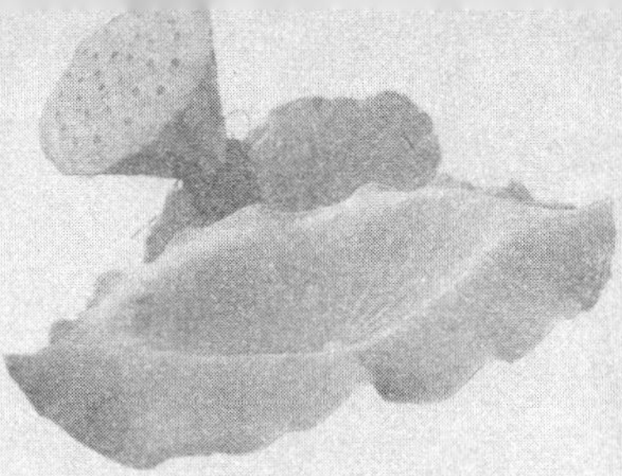

第六章

HEALTHY CONSULTANT

调节免疫力，平衡机体健康

免疫力并非越高越好

人体免疫是人体对外界的病原微生物等的防御机能，或者说是防御系统。在正常情况下，它能够保证人体不受外界病原微生物的侵害。通常说的人体免疫力就是指人体的免疫系统抵御外来病原微生物侵害的能力。在人体免疫力正常的情况下，人体自身能够抵御相当多的病菌的侵害，避免对人体造成损伤。

但是，任何人都不是金刚不坏之身，不要认为免疫力特别高就能杜绝一切疾病的发生。人体免疫力过高也并不是一件好事，如果人体免疫能力超过正常水平，那么在免疫系统出现紊乱的情况下，免疫系统会把人体内的正常细胞当成是“外来者”而加以杀灭，影响到人体健康，并出现各种变态反应。这种变态反应会引起人体对正常环境的过敏和肾脏疾病等。一些人过度依赖丙球蛋白、干扰素等免疫制剂，以为这样会提高人体免疫力，实际上这种认识存在偏差。人体免疫系统就像一个弹簧，适当地施压会使其弹性更好；而如果长时间施压，其弹性就会大大降低。在正常情况下，人体免疫系统会自动将人体免疫能力调整到一个合适水平。长期由外界注射抗体，虽然能够在一定时间内将免疫能力维持在一个较高水平，但这会使人体自身免疫系统的活力降低。在这种情况下，一旦停止注射免疫制剂等药物，人体自身免疫系统就不能维持正常运转。对于直接给人体注射疫苗，产生特异性抗体，对特异病原微生物产生防御能力，只是对人体免疫系统屏障提供了有益补充。

【专家提示】

身体素质好的人往往向旁人吹嘘自己抵抗力好、免疫力强、耐寒、不易生病，这有赖于天生，有赖于后天锻炼，有赖于营养，因此面对外来病毒的侵扰镇定自若，很难被击垮。因此大众舆论认为一定要“提高”免疫力。事实上，人体的免疫力要“调节”，并非单纯地要“提高”。

养生之道在于“和”

“和”，协调，和谐，平衡，融洽之谓也。“和”，存在于天地万物造化之中。

一个人要想健康长寿，起码要始终保持三方面的“和”：

一曰与社会和。要求遵守政府法令，遵守社会公德。否则，警车一叫，胆战心惊。一有风吹草动，日不安食，夜不安寝，整天处于紧、悔、懊恼之中，岂能健康？

二曰与自然和。环境对人的健康影响很大。风景优美，使人心旷神怡；环境龌龊，使人烦躁不安；环境污染，使人百病丛生。

三曰体内和。就是保持五脏六腑和。按中医的说法，即气血和、阴阳和、五行和。七情或六欲失度，是破坏体内和的重要因素。传说伍子胥过昭关，一夜就白了头发，说明惊恐紧张可以对人的健康产生极大的摧残力。林黛玉多愁善感，整天处于忧郁悲愤当中，故而短命。一个身心调和、气血调和、脏腑调和的人，一定会情绪高涨，喜乐自生，抵抗力强而永葆青春。古云：“一阴一阳之谓道，偏阴阳之谓疾。”这充分论证了和的重要性。

要保持体内和，就必须饮食有节，起居有律，劳逸有度。过于不及皆会失和。暴饮暴食破坏和，当食不食也破坏和；狂欢达旦破坏和，偷懒酣睡也破坏和；超负荷劳动破坏和，好逸恶劳也破坏和。

有人认为大吃大喝，无鱼肉不餐，拼命增加营养能健康长寿。殊不知，长此下去，反而大腹便便，高血压、脂肪肝、肥胖症接踵而来。

自私，是和的大敌。私心重的人，往往烦恼重重，牢骚满腹，心无宁日，故曰“知足常乐”。“无私才能无畏”。无私无畏，胸怀坦荡，才能神清气爽天地宽。要保持体内之和，不妨每天静坐片刻。这时，拴心猿，锁意马，排除杂念，全身放松。把体内信息量集中到一点，形成稳定状态。过后，则头脑清醒，精神舒畅。古人云：“心能常清静，天地悉皆归。”此语颇有一番道理。

免疫力受损容易患哪些疾病

1. 免疫功能亢进

对于进入机体的药物或某些微生物产生变态反应，如花粉引起的过敏现象。常见疾病为：过敏性皮炎、麻疹、哮喘、顽固性头痛、牙痛、红眼病、青春痘、便秘及高血压、高血脂、心脏病、中风等心血管类疾病。

2. 免疫功能低下或缺乏

免疫力差，容易感染，医学上称为免疫缺陷综合征。表现出的病症有：感冒、咳嗽、咽炎、胃炎、肠炎、肺炎、支气管炎、肺结核、鼻炎、中耳炎、肝炎、乳腺炎、皮肤感染、肾炎及性功能障碍类病症。

3. 免疫功能稳定异常

易患红斑狼疮、心肌炎、风湿、类风湿病、恶性贫血、重症肌无力、牛皮癣、鱼鳞病、白塞氏病、糖尿病等。

4. 免疫监视功能失调

免疫系统不能及时识别和清除体内产生的变异细胞，这是产生肿瘤、发生癌变的主要原因和决定因素。

【专家提示】

免疫功能低下的人容易患癌症。免疫系统的功能就是“识别自己，排除异己”。免疫功能强者可能长期带瘤生存，甚至可能完全消除癌灶。而免疫功能低下的人，如器官移植的病人，因长期用免疫抑制剂，患癌的危险性是正常人的100倍；艾滋病病人因免疫功能严重受损，很容易患恶性淋巴瘤和脑瘤等癌症。

谁在伤害您的免疫力

人体免疫力降低的因素非常多。很多人在年终体检报告上都会发现有一项医师提醒：要注意休息，养成良好的睡眠习惯，调整好饮食结构，补充营养。体检表格上并没有严重的健康问题，但是在接近年关的高强度的工作中，极易患感冒、口腔溃疡等常见病，身体素质稍差一些的人还容易被传染上其他疾病。实际上这都是人体免疫力降低所致。

情绪是大敌

焦虑和悲观的情绪会给人体的植物神经造成不良影响，从而影响到内分泌系统和免疫系统，造成一段时间内人体免疫力急剧下降。人们常见的“上火”长口疮，就是焦虑的情绪影响到人体免疫力，而使长时间潜伏在人体中的病菌得到了繁殖的机会。

身体过度劳累

过度劳累造成免疫力降低的机理和前者一样，都会影响到植物神经，然后又对内分泌系统和免疫系统造成影响。减肥不当、休息不足、长时间做重体力工作、暴饮暴食等，都会造成人体超负荷运转，导致免疫力降低。

睡眠与人体免疫力密切相关。美国著名免疫学家通过“自我睡眠”试验发现，良好的睡眠可使体内的两种淋巴细胞数量明显上升。而俄罗斯医学专家的研究表明，睡眠时人体会产生一种被称为胞壁酸的睡眠因子，此因子促使白血球增多，巨噬细胞活跃，肝脏解毒功能增强，从而将侵入的细菌和病毒消灭。

吸烟、饮酒、暴饮暴食、经常减肥、承受过大压力、过多使用消毒液，是影响免疫系统的不良生活习惯。

锻炼不够

人体免疫系统是人体疾病最好的“预防者和医生”。通过锻炼，能够使人体脏器的各项功能维持在一个较高水平，从而有效地提高人体自身免疫力。适量的锻炼能促进人体的内循环和内分泌，促进人体脏器功能的增强，从而提升人体免疫力。锻炼不够会使人体的各个系统处在懈怠状态，一旦出现病菌入侵，脏器的各项功能不能被迅速调动起来并投入运转。不锻炼或很少锻炼的人比经常锻炼的人更容易得流感等一些常见传染病便是证明。

但在锻炼时一定要注意适度、持续和循序渐进，避免锻炼间隔太长或强度太大，导致机体劳累，免疫力不升反降。别让大运动量“流”失多种维生素。

在高强度的运动过程中，身体需要更多的能量，细胞代谢率提高，因而加速了人体维生素的消耗。所以经常进行高强度运动的人，如运动员、户外作业人员应多食用富含多种维生素的食品。另外，维生素会参与机体体温调节，因此，在高温或低温环境中维生素的消耗量也会增加。所以，体温调节机制较弱的人更要注意在气温变化大时适当补充多种维生素。

人体的自然老化

随着年龄的增长，人生病后恢复较慢，并且更容易得感冒等常见传染病，这是因为人体的脏器等在自然老化后，其功能已经不能完全发挥，或者达不到年轻时的水平，从而造成人体免疫力下降。

提高免疫力的常见营养物质

人的免疫力与遗传有密切关系。但在日常生活中，很多食物也可以在一定程度上帮助提高免疫力，增强人体的抗病能力。

哪些营养物质与免疫力的提升有关

1. 蛋白质

蛋白质是人体免疫系统中白血球和抗体的主要成分。临床上，蛋白质严重缺乏会使免疫细胞中的淋巴球数目减少，从而导致机体免疫力下降。因此，蛋白质的摄入可以增加人体的免疫力。

2. 维生素 E

维生素 E 能够增加抗体的数量，而抗体具有清除过滤性病毒的作用。同时，维生素 E 还能维持白血球的稳定，防止人体的白血球细胞膜产生过氧化反应，并增强机体抵抗力。

3. 维生素 B_6

维生素 B_6 缺乏会引起免疫系统退化，出现胸腺萎缩等症状，导致机体免疫力下降。

4. β－胡萝卜素

人体缺乏 β－胡萝卜素时，会严重减弱身体对病菌的抵抗力。

5. 维生素 C

维生素 C 能刺激体内制造干扰素（一种抗癌活性物质），用来破坏病毒，以减少白细胞与病毒的结合，保持白细胞的数目。一般人感冒时，血球中的维生素 C 会急速地被消耗，因此，感冒期间必须补充大量维生素 C，以增强免疫力。

6. 其他

营养素中的叶酸、维生素 B_{12}、烟碱酸、泛酸和铁、锌等元素，都和免疫能力有关联，一旦缺乏，都会影响到人体的免疫机能。因此日常生活中我们需要平衡膳食，合理补充人体所需的各种营养，增强机体的抗病能力和免疫力。

每年的3月21日是世界睡眠日，据世界卫生组织调查，27%的人有睡眠问题。

能提高免疫力的食品

（1）蛋类、瘦肉和豆制品能提供优质蛋白。

（2）酸浆果、金橘、西红柿、胡萝卜和菠菜等富含抗氧化物。一般来说，颜色鲜艳的水果和蔬菜都能够帮助机体提高免疫力。

（3）小麦、米胚中的油脂，蛋、肝脏、肉类等富含维生素 E。

（4）大蒜和洋葱：洋葱能增强 T 细胞的免疫活性，从而增进整体的免疫反应。含类似大蒜和洋葱中免疫活性物质的食物，在人体内可充当清洁剂和杀毒剂的角色，起到杀灭和清除毒物及病菌的作用。

（5）肝脏、肾脏、牛奶、酵母、荚豆类、肉类等富含维生素 B_6。

（6）绿色蔬菜、枸橼类水果等富含维生素 C。

（7）绿叶蔬菜和黄色、橘色的果蔬（如胡萝卜、马铃薯、番薯、哈蜜瓜）富含 β－胡萝卜素。

如何正确调节免疫力

人体免疫系统是一个整体概念，因此，调节自身的免疫力需要从多个方面共同进行。

1. 心情调节

精神因素对人体的免疫功能状态有着很重要的调节作用。如果人长期处于孤独、矛盾、焦虑、失望、压抑状态，就会影响体内环境的平衡，从而减弱人体的抵抗力。而乐观、愉快及自信对预防疾病和抗老化有促进作用。因此，生活中要保持愉快乐观的心态，不要经常被外界所干扰。

2. 注意饮食，平衡营养

满足身体正常需要的同时要摒弃不良的饮食习惯，如暴饮暴食、爱吃煎炸食物等。

3. 注意戒烟限酒

烟草中的尼古丁会对人体免疫力造成伤害，酗酒也会增加人体患病的危险。不过，酒并不是对身体一点也不好，像有些保健酒就具有调节免疫、抵抗疲劳的功效，但是也要限量，适可而止。

4. 适度的体育锻炼

锻炼时注意不要使机体疲劳过度，否则会适得其反，导致机体免疫力下降从而引起疾病。

5. 良好的生活习惯

按时睡觉、工作和生活才能保证生命质量，有效防止疾病的发生，切忌经常熬夜。

6. 性生活适度

幸福的家庭生活有益健康，但性生活过度会造成疾病。

【专家提示】

机体的免疫功能常常用亢进和低下来描述，这两种情况都是有害的。离开平衡这一前提，片面地提高免疫力是一种不正确的观念。正规医院的医生会根据患者的病理类型，术前、术中、术后转移等各个阶段以及患者的身体状况选择免疫药物。

每天六个一，提高免疫力

睡一个好觉：睡眠不良和免疫系统功能降低有关。体内的T细胞负责对付病毒和肿瘤，如果得不到充足的睡眠，T细胞的数目会减少，生病几率随之增加。不一定要睡足8小时，只要早上醒来觉得精神舒畅就可以。

做一番运动：每天运动30～45分钟，免疫细胞数目会增加，抵抗力也会相对增加。不过，运动如果太过激烈或时间过长，身体反而会制造一些荷尔蒙，抑制免疫系统的活动。

适合睡眠的室温是25摄氏度，湿度约为50%～60%。想睡个好觉，湿度比温度的影响更大。

做一次按摩：按摩使身体放松，减少压力。每天接受45分钟的按摩，一个月后，免疫功能会有明显改善。

做一回白日梦：每天做5分钟的白日梦，一边深呼吸，一边做做白日梦，让愉快的画面从脑中飘过，可以增加免疫细胞的数目和活动能力。

参加一次艺术活动：笑能使干扰素明显增加、免疫细胞变得更活跃。如果自认缺乏幽默感，可以多看喜剧片，好笑的漫画。音乐可以增加对抗感染及癌症的抗体，不管喜欢哪一种音乐，聆听时都能刺激健康的生理反应。

与知己交流一次：朋友多的人，不但不容易感冒，免疫功能也比性格孤僻的人好。有研究显示，良好的社会关系有助于对抗压力，减少压力，增强免疫细胞功能。

• 睡眠的重要性 •

睡眠对生活在世上的每一个人来说，都是必不可少的。睡眠对人类的身心健康有着积极的作用：消除疲劳、防病祛病、促进发育、提高智力和延长寿命，这也正是古人“不觅仙方觅睡方”的原因所在。

冯理达

“朝三暮四”养生法

早晚养生对老年保健和某些疾病的预防有重要作用。现代养生学认为，早晨应该做好三件事，傍晚应做好四件事，为便于记忆，姑且称之为“朝三暮四”养生法。

1. “朝三”养生法

早晨做一套呼吸操，饮一杯温开水，吃一份水果。

早晨做一套呼吸操。老年人清晨醒来后，莫急忙起床，先在床上做50次逆式呼吸——吸气时，提肛、缩阴、收腹、扩胸；呼气时缩胸、松腹、松肛，悠长自然，一气呵成，既可吐出一夜积聚的浊气，又可争得一口清新的氧气，还能因提肛缩阴而有益于防治前列腺肥大，促使尿液通畅。

喝一杯温开水。起床伊始，现喝300毫升温开水补充夜间丢失的水分，使血液稀释，有利于预防血液黏稠引发心脑血栓形成。

吃一份水果早饭前空腹吃一份水果（约50克的苹果、柑橘或西红柿等），有益于补充一天中体内所需的维生素、原生质和抗癌、抗血管硬化物质。

2. “暮四”养生法

傍晚做一小时运动，喝一杯鲜奶，饮一杯开水，来一杯葡萄酒。

运动一小时。清晨是心脑血管病较易猝发的高峰期，潜伏着很大的危险，不如安排在傍晚做一小时散步等健身运动更安全有益，且有促进睡眠作用。

喝一杯鲜奶。鲜牛奶不仅是营养佳品，还有预防中风、补钙和预防胆结石作用。而牛奶，最佳饮用时间是睡前喝300~500毫升。

饮一杯开水。临睡前喝一杯水，可以预防夜间血液因失水而黏稠，与早晨那杯水在预防心脑梗塞上作用是相同的。

来一杯葡萄酒。美国和加拿大心血管病专家研究发现，饮用包括葡萄酒在内的各种含酒精饮料（含酒精20克），可以在最初20分钟起，使血小板血栓形成减少57%，而且其抗血栓作用可持续6小时以上。据此研究，睡前饮酒（高血压例外）对在夜间和清晨容易多发的心血管病有预防作用。

专家提醒：抓紧晨起“九分钟”

早晨苏醒后的几分钟，是人体一天生命活动的开始，要尽快抓紧时间把身体调整到工作状态，使起床后的感觉更舒服。另外，抓紧醒来的几分钟做些保健运动，对预防老年人心脑血管疾病的突发和各个器官的保健也有明显的作用。

早晨醒来，先躺在床上慢慢地做9分钟的保健运动。每一分钟的内容可以安排如下：

手指梳头一分钟

用双手手指由前额至后脑勺连贯梳理，可增强头部的血液循环，增加脑部血流量，可防脑部血管疾病，并有助于保持黑发。

轻揉耳轮一分钟

用双手指轻揉左右耳轮至发热舒适，因为耳朵布满全身的穴位，这样做可使经络疏通，尤其对耳鸣、目眩、健忘等症，有明显的预防作用。

转动眼睛一分钟

眼球可顺时针和逆时针转动半分钟，这样做有利于锻炼眼部肌肉，并让大脑尽快清醒。

叩动牙齿一分钟

躺在床上，轻轻叩动牙齿并卷舌，可使牙根和牙龈充分活动并达到健齿的作用。

伸屈四肢一分钟

通过伸屈运动，使血液迅速回流到全身，供给心脑系统足够的血和氧，可以防止急慢性心、脑血管疾病，并增强四肢大小关节的灵活性。

轻摩肚脐一分钟

用双手掌心交替轻摩肚脐，因肚脐上下是神厥、关元、气海、丹田等穴位，尤其是神厥，能预防和治疗中风症，轻摩可以帮助提神补气。

收腹提肛一分钟

反复收腹，使肛门上提，可增强肛门括约肌收缩力，促使血液循环，并促进起床后的定时排便。

蹬摩脚心一分钟

仰卧，用足跟交替蹬摩脚心，使脚心感到温热。蹬脚心后可促使全身血液循环，并有活经络、健胃脾的功效。

左右翻身一分钟

在床上轻轻翻身，活动脊柱大关节和腰部肌肉，可使身体从睡眠的状态中尽快活跃起来。

小常识：有关免疫的几个概念

每年的12月15日是“世界强化免疫日”。对于这个健康纪念日而言，拥戴它的“粉丝”还比较少。一项对普通读者调查的结果表明，少有人熟悉这个纪念日，纵然听说过的人也仅限于需要注射疫苗的认知。因此，这个纪念日的到来和结束就像徐志摩的诗写的那样：轻轻地我走了，正如我轻轻地来。

在大众的观念里，“免疫”就是通过接种疫苗，即对疾病有预防作用的生物制剂，从而达到预防和控制一些容易感染的疾病的目的。一般来说，健全的免疫系统主要有三大功能：

防御功能——保护机体不受损害，帮助机体消灭外来的病原微生物；

稳定清洁功能——不断清除衰老死亡的细胞，保持体内的净化更新；

监控功能——及时识别和清除染色体畸变或基因突变的细胞，防止肿瘤和癌变的发生。

免疫力也就是机体抵抗疾病的能力，事实上它是一个从弱到强、再从强到弱的动态发展过程。强化免疫则是对常规免疫的加强，它与计划免疫（对新生儿有计划地实施疫苗接种）共同构成免疫体系，帮助人们拥有健康的身体。

每年的12月5日，是世界强化免疫日。

SMALL TIPS

初夏，请关注你的免疫功能

初夏，温度升高，空气潮湿，气候变化无常，许多病菌孳生或带菌物种繁衍。因此，人体的免疫力受到更严峻的考验和威胁。

在这个季节，胃肠道疾病、病毒性感冒、过敏性鼻炎等最容易发生。胃肠道疾病主要是胃肠道细菌感染或病毒入侵，表现为腹泻、发热、意识不清等，如痢疾，急性胃肠炎等，腹泻严重的可引起脱水，危及生命。感冒更易发于长期处于空调房内的人群，一旦发病，会引致鼻塞流涕、头痛发热，继而引发各种感染，如肺炎、咽炎、鼻炎等，严重的更会影响工作。过敏性感染在夏季的主要诱因是花粉或各类粉尘以及长期处于空调房内的干燥空气，如过敏性鼻炎、荨麻疹等，过敏性感染严重的会产生全身症状，影响工作与生活，所以有过敏性感染的患者在这个季节更要注意做好免受各类粉尘刺激的防护。

其实，是否会受到疾病侵袭主要取决于人体免疫力是否平衡协调。免疫功能协调平衡时，人体就会少得病或即使得病也可以很快康复；免疫功能失衡或下降时，人就容易生病，甚至久病不起。要做到免受疾病困扰的最佳方法是主动预防，防患于未然，平时多锻炼，多进行室外活动，增强自己防病抗病的能力。

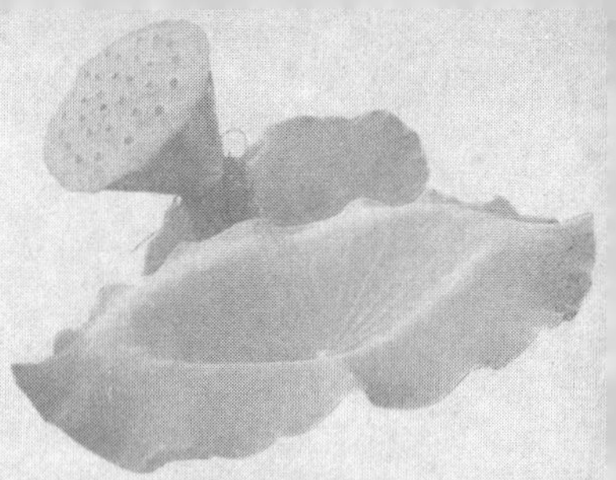

第七章

科学护理：帮您走出疾病的阴霾

HEALTHY CONSULTANT

高血压病人的家庭护理

高血压病人要合理安排日常生活，注意劳逸结合，定期测量血压。同时，也需进行适度的活动。

护理要点：

（1）高血压需坚持长期规则治疗和保健护理，保持血压接近正常水平，防止对脏器的进一步损害。不要随意添加或停用药物。

（2）提高社会适应能力，维持心理平衡，避免各种不良刺激的影响。

（3）注意饮食控制与调节，减少钠盐、动物脂肪的摄入，忌烟、酒。

（4）保持大便通畅，必要时服用缓泻剂。

（5）适当参与运动，以不引起心慌、脉搏明显增快为宜。

（6）定期随访，血压持续升高或出现头晕、头痛、恶心等症状时，应及时就医。

高脂血症病人的家庭护理

高脂血症病人的饮食要有节制，每日摄入的食物能量以维持正常体重的需要为准。降脂药种类很多，应在医师指导下服用。病人应多运动，可以促进体内多余脂肪的消耗。

护理要点：

（1）饮食应有节制，主食之中应搭配部分粗粮，副食品以鱼类、瘦肉、豆及豆制品、各种新鲜蔬菜、水果为主。少食精制食品、甜食、奶油、巧克力等。

（2）海带、紫菜、木耳、金针、香菇、大蒜、洋葱等食物有利于降低血脂和防治动脉粥样硬化，可以常吃。饮牛奶宜去奶油，不加糖。蛋类原则上每日不超过 1 个，烹调时避免油炒、油煎。

（3）烹调食物用素油，少吃油煎食物。少吃花生，因其中含油甚多，但可以食用核桃肉、瓜子仁、果仁等。

（4）胆固醇过高者应少食蛋黄、肉类（特别是肥肉）、动物内脏、鸡皮、鸭皮、虾皮、鱼子、脑等含胆固醇量高的食物。三酰甘油过高者要忌糖、忌甜食，并应限制总食量。

（5）饮食治疗应持之以恒，降脂药物应在医师指导下服用。

（6）积极参加体育锻炼，并坚持不懈，以利于脂肪的消耗。

癌痛病人的家庭护理

癌症病人的自觉症状中，以疼痛发生率为最高。病况患者至少有 40% 伴有疼痛。晚期癌症病人至少 80% 有中度至重度的疼痛。据统计资料表明：全世界每年有 250 万人因癌症疼痛得不到及时的治疗而死亡。世界上每天都有 350 万人在癌症疼痛的折磨中艰难度日。疼痛不仅不利于疼痛的治疗，给病人增加痛苦，也明显地降低了病人的生存质量。因此，护理好癌痛病人，减轻他们的痛苦就显得极为重要。

护理要点：

（1）了解癌性疼痛治疗的基本原则：

①确实掌握一些有效的、主要的控制疼痛的药物剂量及适用范围。

②先选择口服止痛药，其次是直肠用药，最后才选择注射。药物的使

老年人如果长时间弯腰垂头，会导致肩膀患关节滑囊炎及腱鞘炎，还会局限肺部呼吸。

用应遵循由小到大、由少到多的原则，并观察疗效及副作用。

③要根据药物的兴衰期定时用药，要在前次药效消失 1 小时前用药，免给病人增加痛苦，增加药物剂量。

（2）向病人说明接受治疗的效果，帮助病人了解疼痛产生的原因，服用的药物及服药时间。告诉病人为什么必须按时服用药物，以及药物有可能产生的副作用及其防治。

（3）帮助病人正确用药，根据病人的情况，选择合适的药物及用药方法。用药时，应考虑药效的持续时间及病人的生活习惯，尽量避免在病人休息时用药。

（4）评估治疗方法对减轻疼痛的效果，及时地向医生报告，提出合理的建议，以使及时调整治疗方案。

（5）要有意识地针对药物副作用的防治。如阿斯匹林能刺激胃，破坏胃粘膜屏障而引起出血，并使凝血酶原减少导致全身出血倾向等。

（6）充分注意癌性疼痛护理过程中的整体性止痛不仅包括给予药物治疗，而且给病人创造一个舒适的环境，帮助病人取得一个舒适的体位等。伴随癌症疼痛而来的恐惧和焦虑，家人需用有关技术，心理学知识帮助病人克服这些障碍。

总之，家人面对癌症疼痛的病人，不要给他们增加痛苦，或让他们在痛苦中挣扎，而要不断地改进方法，以减轻病人的痛苦。同时，还要不断地向医生、护士请教，尽量为病人减轻痛苦，配合医生、护士做好癌症病人的治疗和护理的存活率。

泌尿外科术后的家庭护理

泌尿系外科的常见病有泌尿系损伤、尿石症、泌尿与男性非生殖系的非特异性感染、结核、肿瘤及泌尿系统梗阻等。

护理要点：

（1）家庭成员应倍加爱护、关心病人，病人可经常到公园散步、听音乐，以减轻或消除悲观不快情绪，使自身保持良好的精神状态，以促进康复。

（2）增加营养，多给予色、香、味俱佳的饮食，以提高食欲，增强机体抵抗力。

（3）注意休息，适当锻炼。

（4）根据医嘱，按时服药。

（5）按时随访，及时诊治，预防疾病的复发。

（6）鼓励病人白天多喝水，特别是有结石病史、长期置引流管者，肾功能良好者，每天饮水量应在2500～4000毫升左右，使每天的尿量保持在2000～3500毫升左右，而达到内冲洗作用，以预防尿盐沉积堵塞及尿路感染。

（7）如有长期留置导尿管或永久性置引流管者：

①应保持尿道口或造瘘口清洁，每天用消毒药液棉球擦洗两次；

②妥善固定管子，防止弯曲、受压、脱落，以保持引流通畅；

③防止污染：保持导管及引流管、瓶的清洁，每天定时更换引流管、瓶或袋。

④密切观察尿液的色、性状和量，如发现尿液混浊、出血、沉淀或结晶，应及时到医院诊治；

⑤定期留尿标本作常规及细菌培养；

⑥导尿管或引流管应在严格无菌操作下每两周更换一次。以防尿盐沉淀于其管壁上，引起管腔阻塞或拔管困难。

（8）留置导尿管若超过3～4周以上，为保持膀胱容量，应采用间歇性夹管引流。方法：将引流管夹住，每3～4小时开放一次，以锻炼膀胱的充盈和排空反射功能。

（9）有尿失禁或尿瘘的病人，应注意会阴部清洁，及时更换衣裤、尿垫及床单，保持床铺干燥整洁，防止皮炎和褥疮。

人如果抬起头直起腰来，肺活量大约增加20%左右，会吸入更多的氧气，不容易疲劳。

脑出血病人的家庭护理

1. 心理护理

病人常有忧郁、沮丧、烦躁、易怒、悲观失望等情绪反应。因此，家属应从心理上关心体贴病人，多与病人交谈，安慰鼓励病人，创造良好的家庭气氛，耐心的解释病情，消除病人的疑虑及悲观情绪，使之了解自己的病情，建立起恢复健康的信心和决心。

2. 预防并发症

（1）每日定时帮助病人翻身拍背 4～6 次，每次拍背 10 分钟左右。一旦发现病人咳黄痰、发热、气促、口唇青紫，应立即请医生诊治。

（2）鼓励病人多饮水，以达到清洁尿路的目的。并注意会阴部的清洁，预防交叉感染。如发现尿液浑浊、发热，是泌尿系感染的征兆，应及早治疗。

（3）瘫痪病人多有便秘，有的可因为用力排便致使脑出血再次发生。因此需注意饮食结构，多给病人吃低脂、高蛋白、高能量饮食及含粗纤维的蔬菜、水果等，并给以足够水分。定时定点给便器排便，必要时应用通便药物、灌肠。

（4）病人瘫痪在床，骨骼突出处易发生褥疮。应用软枕或海面垫保护骨隆突处，每 2～3 小时翻身一次，避免拖拉、推等动作，床铺经常保持干燥清洁，定时温水擦澡。

3. 保持功能位

保持瘫痪肢体功能位是保证肢体功能顺利康复的前提。仰卧或侧卧位时，头抬高 15～30 度。下肢膝关节略屈曲，足与小腿保持 90 度，脚尖向正上。上肢前臂呈半屈曲状态，手握圆形物。

4. 功能锻炼

功能锻炼每日 3～4 次，幅度次数逐渐增加。随着身体的康复，要鼓励病人自行功能锻炼并及时离床活动，应严防跌倒踩空。

（1）肢功能锻炼。护理人员站在病人患侧，一手握住患侧的手腕；另一手置肘关节做各指的运动。

（2）下肢功能锻炼。护理人员一手握住患肢的踝关节，另一手握住膝关节略下方，使髋膝关节伸、屈、内外旋转、内收外展。护理人员一手握住患肢的足弓部，另一手做各趾的活动。

5. 日常生活动作锻炼

家庭护理的最终目的是使病人达到生活自理或协助自理。逐渐训练病人吃饭、穿衣、洗漱、如厕及一些室外活动，由完全照顾过渡到协助照顾，直至生活自理。

长期卧床病人失眠者的家庭护理

偏瘫病人、高位截瘫病人以及晚期癌症病人等，均需长期卧床，生活不能自理，长期需要他人护理，容易形成心理障碍，导致失眠。针对上述原因，患者的家庭应有的放矢地进行护理和照料，应做好以下几点：

（1）对疾病已到晚期，但身体功能尚未完全丧失，仍有一定活动能力的病人，应鼓励他们生活尽可能自理。

（2）只要病人思维正常，应让其知道一些家庭和单位发生的事情，以为病人不需知晓这些事，或故意封锁消息，只能使他们更加牵肠挂肚。

（3）对因严重衰弱而产生无望感的人，各种安慰都可能是苍白无力的，这时坦率地与病人商谈如何安排后事，或许更能使病人安下心来。

（4）不要强求同健康人一样。白天病人休息较多，尽管夜里迟睡早醒，但是，总的睡眠时间仍与正常人差不多。因此，除非整日不眠或严重失眠者，一般无需为失眠而着急。

（5）尽量让病人生活得舒适，给病人安排适当的体位和枕头；晚上睡前给病人用温水洗脚；在保暖的前提下，适当开窗通风；病人入睡后应关灯。

（6）睡前不要让病人吃得过饱，不要让其看情节紧张的小说和扣人心弦的电视，对难以入睡的病人，可嘱其在睡前做放松动作以助入睡。

（7）对爱听音乐的病人，睡前可有选择地给听一些有催眠和镇静作用的音乐，如《平湖秋月》、《独影摇红》、《二泉映月》、《春江花月夜》等，时间为30~60分钟。

（8）对实在难以入睡的病人，可在睡前给其服下列任何一种药物：氟安定15毫克，硝基安定10毫克，安定10毫克。

（9）对有明显焦虑的病人，可让其睡前服多虑平50毫克，既能帮助入睡，又能解除精神紧张。若因疼痛影响睡眠，则适当用些止痛药，兼有止痛和催眠之效。

糖尿病患者的家庭护理

现在患糖尿病的人越来越多，而且还出现了低龄化倾向，但是对老年糖尿病患者的护理最为重要，除了掌握有关糖尿病治疗的知识，还要注意以下几点：

（1）学会尿糖定性实验，家庭常用试纸法。

（2）掌握饮食治疗的具体措施，按规定热量进食，定时进食，避免偏食、过食与绝食，采用清淡饮食，使菜谱多样化，多食蔬菜。

（3）应用降糖药时注意观察药物疗效及副作用。

（4）注意皮肤清洁，尤其是足部、口腔、阴部的清洁，预防感染，有炎症、痈和创伤时要及时治疗。

（5）避免精神创伤及过度劳累。

（6）出现疲乏、饥饿感、心慌，出汗时，表明为低血糖反应，可口服糖水。

心肌梗死病人的家庭护理

（1）积极治疗高血压、高脂血症、糖尿病等疾病。

（2）合理调整饮食，禁忌刺激性食物及烟、酒、浓茶，少吃肥肉、蛋类等动物脂肪及胆固醇较高的食物。

（3）避免各种诱发因素，如紧张、劳累、情绪激动、便秘、感染等。

（4）注意劳逸结合，康复期病人可适当进行锻炼，锻炼过程中如有胸痛、心慌、呼吸困难、脉搏增快，应停止活动，及时就诊。

（5）按医嘱服药，虽身常备硝酸甘油等急救药物，并定期门诊随访。

如何护理先天性心脏病患者

先天性心脏病，简称先心病。在我国并不少见，大约一年中有6万婴儿罹患。先心病是胎儿在发育阶段因胎内因素，使心脏的许多结构未得到正常的生长或发育，因而造成了多种多样的心脏病症状，这些症状因病种的不同，相继在出生后，或几年后，或学生时期才出现典型的先心病症状。

护理先心病患儿，首先应严防其感冒和呼吸道感染，以免使病情加重。同时，要督促其休息，不让过度活动，并定期去医院进行病情复查。

经手术治疗的先心病患儿，术后3个月内要加强护理。注意饮食营养；保暖，防止着凉。安慰和鼓励患儿，适当逗乐，以防背上思想包袱；同时注意患儿的睡眠、休息，使其顺利度过术后的恢复期。

凡是老人能自理的事，家人不必代劳，否则会使老人的生活失去独立性，反而促进了人的衰老过程。

支气管哮喘病人的家庭护理

支气管哮喘是以小支气管痉挛为主的变态反应性疾病。常见的外界变态反应源有花粉、灰尘、羽毛、油漆、鱼、虾、蛋类及乳类等；体内变态反应源可能是呼吸道感染灶中的细菌及其代谢产物和肠道寄生虫等。

对病人的护理要注意以下几点：

（1）居室内禁放花、草、地毯等。

（2）忌食诱发哮喘的食物，如鱼虾等。

（3）避免接触刺激性气体、烟雾、灰尘和油烟等。

（4）避免精神紧张和剧烈运动。

（5）避免受凉和上呼吸道感染。

（6）寻找过敏原，避免接触过敏原。

（7）加强体育锻炼及深呼吸锻炼。

昏迷病人的家庭护理

昏迷是意识完全丧失的一种严重情况。病人对语言无反应，各种反射（如吞咽反射、角膜反射、瞳孔对光反射等）呈不同程度的丧失。

引起昏迷的原因有两个方面：一个是由于大脑病变引起的昏迷，这包括脑血管疾病、脑外伤、脑肿瘤、脑炎、中毒性脑病等；另一个是由于全身疾患引起的昏迷，这包括酒精中毒、糖尿病酸中毒、尿毒症、肝昏迷、一氧化碳中毒等。

病人因脑血管病或颅脑外伤等已昏迷一定时期，病情稳定后需回家中恢复和休养。对这种长期昏迷的病人，做好如下护理非常重要。

（1）饮食护理。应给予病人高热量、易消化流质食物；不能吞咽者给予鼻饲。鼻饲时，应加强病人所用餐具的清洗、消毒。

（2）保持呼吸道通畅，防止感冒。长期昏迷的病人机体抵抗力较低，要注意给病人保暖，防止受凉、感冒。病人无论取何种卧位都要使其面部转向一侧，以利于呼吸道分泌物的引流；当病人有痰或口中有分泌物和呕吐物时，要及时吸出或抠出；每次翻身变换病人体位时，轻扣病人背部等，以防吸入性或坠积性肺炎的发生。

（3）预防褥疮。昏迷病人预防褥疮最根本的办法是定时翻身，一般每2~3小时翻身一次。另外，还要及时更换潮湿的床单、被褥和衣服。

（4）预防烫伤。长期昏迷的病人末梢循环不好，冬季时手、脚越发冰凉。家人在给病人使用热水带等取暖时，一定要注意温度不可过高，以免发生烫伤。

（5）防止便秘。长期卧床的病人容易便秘，为了防止便秘，每天可给病人吃一些香蕉及蜂蜜和含纤维素多的食物，每日早晚给病人按摩腹部。

（6）防止泌尿系感染。病人如能自行排尿，要及时更换尿湿的衣服、床单、被褥。如病人需用导尿管帮助排尿，每次清理病人尿袋时要注意无菌操作，导尿管要定期更换。帮助病人翻身时，不可将尿袋抬至高于病人卧位水平，以免尿液返流造成泌尿系感染。

（7）防止坠床。躁动不安的病人应安装床挡，必要时使用保护带，防止病人坠床、摔伤。

（8）预防结膜、角膜炎。对眼睛不能闭合者，可给病人涂用抗菌药眼膏并加盖湿纱布，以防结、角膜炎的发生。

（9）一般护理。每天早晚及饭后给病人用盐水清洗口腔，每周擦澡1~2次，每日清洗外阴一次，隔日洗脚一次等。

【专家提示】

如何给昏迷病人翻身：第一步家属站于病人右侧，先使病人平卧，然后将病人双下肢屈起；第二步家属将左手臂放于病人腰下，右手臂置于病人大腿根下部，然后将病人抬起并移向右侧（家属侧），再将左手放在病

老年人常在白天有浅睡，在读报、看电视、听音乐时渐渐低下头闭上眼睛，用这种方式弥补夜间睡眠的不足。

人肩下部，右手放于腰下，抬起、移向右侧；第三步将病人头、颈、躯干同时转向左侧即左侧卧位；最后在病人背部、头部各放一个枕头，以支持其翻身体位，并使病人舒适。

老年痴呆病人的家庭护理

老年痴呆症患者往往不引起家属的足够重视，而痴呆者本身对事物缺乏主动认知力，也较少主动积极要求到医院治疗，加上人口老龄化，痴呆病人增多，不可能均住院治疗，目前痴呆者大多在门诊进行检查和治疗，平时待在家中，由家属进行监护和照料，由于痴呆病人记忆力差，活动能力减退，常出现行为错乱等情况，因此护理者必须注意下列情况：

（1）切勿盲目求医问药，或道听途说，乱用药物。

（2）注意火种（如香烟头等）熄灭，煤气开关、电源插座等安全使用，严防意外发生。

（3）加强对思维、记忆、计算等能力的训练，多开导、启发、培养兴趣，以提高智力活动。

（4）对早期痴呆者要鼓励参加简单的劳动、户外活动或社交活动，以振奋精神，增强体质，同时防止外出时迷路走失。

（5）饮食要适合病人口味，保证丰富的营养，品种多样化，以提高食欲，但应避免病人因健忘吃了再吃、饮食过度或不主动进食情况。

（6）血管性痴呆者常伴有吞咽困难，进食时注意咳呛，不宜过快，防止食物误入气管，引起窒息。

（7）注意个人卫生，督促病人洗脸刷牙，经常洗澡，若不能自理，随时给予帮助，避免毛巾、脚布错乱使用。

（8）天气变化时，及时关心增减衣服和衣着的整洁，防止乱穿衣或倒穿、反穿衣裤等。

（9）室内保持环境舒适，空气新鲜，阳光充足。

（10）勤观察、多询问。老年人往往可出现其他脏器功能衰退或某些疾病，痴呆者因感觉迟钝，反应能力差，若不细心观察、多询问，不及时处理，将造成严重的后果。

专家提醒：环境太静不利健康

噪声对健康有害，因此，人们在护理病人的时候会采取种种措施，以减少和消除噪声对健康的影响。然而科学家在研究中发现，一个完全没有声响的环境，对人的身心健康同样也会造成损害。无声环境会使人出现恐惧不安、情绪烦躁、心律失常、食欲减退等情况，特别是对精神系统造成危害，出现思维混乱等症状，使身心健康受到严重损害。

研究人员曾做过这样的试验：让几名志愿者受试者分别进入一个完全隔音、寂静无声的房间。在这个无声的环境里，受试者可以清晰地听见自己的心跳声，行动时衣服的沙沙声和关节的摩擦声。一小时后，受试者的听觉更加敏感，只要轻吸一下鼻子，就像听到一声大喊一样。两小时后，受试者开始感觉到极度恐惧，精神高度紧张。3～4 小时后，受试者精神开始崩溃，他们一个个发疯似的从房间里跑了出来。

因此，专家告诫，静寂无声的环境是不利于健康的。我们既要尽量减轻噪声对患者健康的危害，同时也要注意创造一个和谐而又适度、有声响的环境，这样才能真正获得健康。

小常识：如何给伤口换药

伤口换药的目的，是清洁伤口，保护创面，促进愈合。一些简单的换药工作在家里进行，不仅减少了病人往返医院奔波的麻烦，而且同样能达到预期的效果。

一般伤口换药的方法比较容易掌握。要准备的东西有：一只瓷碗、两把镊子、生理盐水，3%的双氧水、75%的医用酒精、凡士林、0.5%～1%

老年人醒来时不要马上起床。在床上躺半分钟，坐起来后等半分钟，两条腿垂在床沿再等半分钟。

的新霉素溶液、庆大霉素注射液、消毒棉花、棉垫、胶布、绷带等。

具体操作方法是：

（1）把镊子放在锅内煮沸10分钟后取出，在碗内盛入生理盐水。

（2）洗净双手，持镊子轻轻揭去伤口上的纱布，如果内层已粘贴在伤口上，应用生理盐水或3%双氧水浸湿纱布，再轻轻揭开。切勿强行拉开，以免损伤伤口，引起出血。

（3）用镊子钳住消毒棉花蘸生理盐水清洗伤口，并吸取分泌物至干净为止。不可用力擦拭，以免造成肉芽出血。

（4）用酒精棉球在伤口周围自内向外擦拭皮肤。注意不要把酒精擦到伤口内，也不能由外向内擦洗。（如果伤口脓性分泌物较多，可以由外向内擦洗，但要防止酒精流入伤口），一般可用单层凡士林纱布平铺于创面，然后覆上纱布。纱布的凡士林不要涂得太多，以网眼未被完全堵塞为好，这样有利于渗出液向外引流。

（5）对于渗液较多的伤口，可敷盐水纱布；对于脓液或渗出液很多，且有坏死组织的伤口，则宜用0.5%～1%新霉素溶液湿敷，或用庆大霉素注射液也行，再加盖棉垫，用胶布或绷带包扎好。如果伤口已清洁干燥，敷上干纱布固定即可。

【专家提示】

换药间隔要视伤口的具体情况而定。如果伤口没有脓液，每隔3～5天换药一次；如果伤口有少许脓液，可以1～2天换一次药；如果伤口脓液较多、气味较大，就应每天换1～2次药。

图书在版编目（CIP）数据

健康顾问·养生保健典藏本/
中央保健委员会办公室，中华人民共和国卫生部保健局编；
王捍峰主编.
—北京：经济日报出版社，2007.10（**2013.10 重印**）
ISBN 978-7-80180-763-2

Ⅰ.健…
Ⅱ.①中…②王…
Ⅲ.保健—基本知识
Ⅳ.R161

中国版本图书馆CIP数据核字（2007）第143500号

书　　名：健康顾问·养生保健典藏本
组织编写：中央保健委员会办公室　中华人民共和国卫生部保健局
主　　编：王捍峰
项目统筹：虹　露
执行策划：一班人
特约编辑：孙元培
责任编辑：郭晓燕
责任校对：韩　冬
出版发行：经济日报出版社
地　　址：北京市宣武区白纸坊东街2号（邮编：100054）
电　　话：010-63568136　63568023　63567691（编辑部）　63567687（邮购部）
010-63567683　63516978　63588445　63538621　83538863（发行部）
网　　址：www.edpbook.com.cn
E - mail：cehuabu@vip.sina.com
经　　销：全国新华书店
印　　刷：三河市世纪兴源印刷有限公司
开　　本：710×1000 mm　1/16
印　　张：14.25
彩　　插：8
字　　数：200千字
版　　次：2007年10月第一版
印　　次：2013年10月第八次印刷
书　　号：ISBN 978-7-80180-763-2
定　　价：30.00元